高等医药卫生院校创新教材

供康复治疗类专业使用

言语治疗技术

主　编　谢　瑛

副主编　董继革

编　委　（以姓氏汉语拼音为序）

陈　宸　首都医科大学附属北京友谊医院

董继革　中国中医科学院望京医院

方林梅　桐乡市卫生学校

贾　琪　深圳职业技术学院

李凌雁　大庆医学高等专科学校

罗丽华　中国中医科学院望京医院

王丽飞　锡林郭勒职业学院

吴　辉　首都医科大学附属北京友谊医院

谢　瑛　首都医科大学附属北京友谊医院

岳科玲　自贡市第一人民医院

张　丽　北京市第二康复医院

张超楠　开封市中心医院

郑　莹　北京小汤山医院

科学出版社

北　京

内 容 简 介

本教材是高等医药卫生院校创新教材之一，内容包括概述、听力障碍、失语症、构音障碍、儿童语言发育迟缓、口吃、吞咽障碍、嗓音障碍和实训指导。本教材的编写紧紧围绕“培养高素质技术技能创新应用型人才”的培养目标，坚持“学生易学、教师易教、临床实用、适用性广”的原则，以及“教学需要、岗位需要、社会需要、能力本位、终身学习”的定位，力求突出实用性和应用性。在借鉴国际言语康复的现代理论和技术的同时，结合我国言语康复的实践经验进行编写。

本教材适合康复治疗类专业学生使用。

图书在版编目（CIP）数据

言语治疗技术 / 谢瑛主编 . —北京：科学出版社，2022.11
高等医药卫生院校创新教材
ISBN 978-7-03-073764-9

Ⅰ . ①言…　Ⅱ . ①谢…　Ⅲ . ①言语障碍 – 治疗 – 医学院校 – 教材
Ⅳ . ① R767.92

中国版本图书馆 CIP 数据核字（2022）第 214303 号

责任编辑：段婷婷 / 责任校对：杨　赛
责任印制：赵　博 / 封面设计：涿州锦晖

科学出版社 出版
北京东黄城根北街16号
邮政编码:100717
http://www.sciencep.com
北京华宇信诺印刷有限公司印刷
科学出版社发行　各地新华书店经销
*
2022年11月第　一　版　开本：850×1168　1/16
2025年 1 月第二次印刷　印张：8 1/4
字数：249 000
定价：36.80元
（如有印装质量问题，我社负责调换）

前　　言

为贯彻落实《教育部关于进一步推进职业教育信息化发展的指导意见》及国务院《国家职业教育改革实施方案》，提升职业教育信息化基础能力，推动优质数字化教育资源共建共享，深化教育教学模式，科学出版社组织编写康复治疗类专业教材《言语治疗技术》。本教材的编写紧紧围绕学生工作岗位能力的需求，坚持先进性、科学性和适教性，对教材的内容结构及章节顺序进行调整，便于教师教学和学生学习。同时，本教材突出互联网+职业教育的融合，开发配套的数字化资源，打破了学习者受时间和空间限制的传统学习方式。

本教材努力汲取康复医学、言语治疗学各种教材的精华，着重介绍言语治疗的基本知识和操作技能。全书共分8章，内容包括概述、听力障碍、失语症、构音障碍、儿童语言发育迟缓、口吃、吞咽障碍和嗓音障碍。其中与传统言语治疗教材不同的是，本教材加入了“嗓音障碍康复和治疗”相关内容，使学生掌握的职业技能更加全面。

本教材在每章后围绕康复技师（士）考试要求设计有自测题，供学生复习已掌握的重要知识点。重点章节前有案例，书末附有实训指导，有利于理论联系实际，便于学生与未来工作更好地衔接。部分章节为开阔学生视野、扩大知识面、提高学生学习兴趣，设有“链接”模块穿插在正文相关内容附近。

本教材的编者均来自教学和临床一线，在此，感谢参与编写的所有工作人员。由于时间和水平有限，书中若有疏漏之处，恳请各位读者在使用过程中提出宝贵意见，以便日后修正，以求再版时改进和完善。

谢　瑛

2022年9月

配套资源

欢迎登录“中科云教育”平台，**免费**数字化课程等你来！

“中科云教育”平台数字化课程登录路径

电脑端

- 第一步：打开网址 http://www.coursegate.cn/short/Z7GLN.action
- 第二步：注册、登录
- 第三步：点击上方导航栏“课程”，在右侧搜索栏搜索对应课程，开始学习

手机端

- 第一步：打开微信“扫一扫”，扫描下方二维码
- 第二步：注册、登录
- 第三步：用微信扫描上方二维码，进入课程，开始学习

PPT 课件，请在数字化课程中各章节里下载！

目　录

第1章 概 述

第1节 言语治疗的发展历史

言语治疗学是康复治疗学的重要组成部分，是对各种语言障碍进行研究、评价和治疗的学科。语言障碍作为一种功能性障碍真正独立出来，始于20世纪初的欧洲和美国，言语治疗作为一种康复手段随之发展。到了20世纪末，言语治疗在欧洲和美国已经形成规模。现在美国有300多所大学设有言语病理学专业的本科教育，其中200多所大学还开设了言语病理学专业的硕士研究生和博士研究生教育。

我国言语治疗学取得跨越式发展始于20世纪80年代，其作为一门系统、科学、独立的综合学科初步建立。我国一些医师到国外进修学习，将言语治疗的专业知识和研究成果引入国内，并结合国内的语言特点和文化习惯编制了各种语言障碍评价方法，开始对失语症、构音障碍、语言发育迟缓、口吃等语言障碍进行治疗和训练，并将现代的康复治疗方法和中国传统医学相结合，言语治疗学科初步建立。由北京嗓音研究协会等主办的首届全国嗓音言语医学学习班于1981年在大连举办。随后，许多医院与康复研究机构陆续开始了言语治疗的教学与研究工作。1998年北京联合大学与中国残疾人联合会创办了北京听力语言康复技术学院。2004年上海华东师范大学教育学系开设言语听觉科学本科专业课程。之后十余所高校相继成立听力与言语康复学专业或与言语康复相关的院系。2019年，45家机构共同组织成立了中国言语语言康复联盟，并发布了我国首个《中国言语语言康复联盟共识》。以上举措共同推动了我国言语治疗学的发展和进步。

经过几十年的发展，我国言语治疗事业已经取得了丰硕成果，但是，因起步较晚，与美国等国家相比还存在差距。缺乏专业的言语治疗人员是制约我国言语治疗发展的重要原因之一。按照目前国际SLP（言语-语言病理学家）通用的需求标准，每10万人口需要配备20名言语治疗师，我国对言语治疗师的需求量约为27万名，但实际从事的专业人员不足1/10，在数量和水平上远不能满足大量言语障碍患者的需求。因此，不断壮大言语治疗人才队伍、提升教育科研水平成为当前紧要任务。

第2节 言语-语言障碍基础

一、语言与言语

日常生活中，人们通常会混用“语言”（language）和“言语”（speech）这两个词，但从言语病理学角度，两者含义不同，只有明确区分了语言和言语的内涵，才能更好地干预语言障碍和言语障碍。语言和言语相互依附，语言既是言语的工具，又是言语的产物。

（一）语言

语言是人类特有的一种符号系统，是以语音为物质外壳、以语义为内容的词汇材料和语法组织规律的体系。语言是思维的外壳，是人类思维和交流的工具。人类通过这些符号系统达到交流的目的，其中包括符号的接受（理解，如聆听、阅读）和符号的运用（表达，如说、写）。符号包括口语、书面语、姿势语言（手势、表情、手语）等。不同国家、民族、地区的语言不同，应用的符号系统和符号组合的规则也不同。语言学的研究更注重语言的内容、发展、地域性和文学性，也包括微语言学，即发音、吐字、用词等。

（二）言语

言语是表达语言思维的一种方式，是声音语言形成的机械过程，是神经肌肉组织参与发声器官机械运动的过程。其表现即口语表达。言语是以语音为代码的交流方式，主要指语言的表达和理解，也包含语言的内容。狭义的言语是语言表达的过程，广义的言语是言语+语言。

言即说（言语），语即话（语言）。言语和语言的关系有两点：第一，言语第一性，语言第二性，即总是要先言语，才学会语言。第二，语言来源于言语，又反作用于言语。一切语言要素——语音、词汇、语法只体现在言语活动中，并从言语中吸取新的要素而不断地得到发展。任何一种语言都必须通过人类的言语活动才能发挥其交流作用。

二、听力与听觉

人类在交流过程中，听力和听觉起着极其重要的作用，听力与听觉水平的高低直接影响着整体语言水平的提高与发展；听力损失越大，听觉剥夺效应也就越高，或者说言语识别率下降的程度也就越大。

听力和听觉在通常的语言情境下是混用的，但为了给听力障碍患者提供更专业的治疗服务，需要对听力和听觉两个概念进行必要的区分。听力是指对声音的感受能力，即听到声音的能力，听力障碍表现为耳聋和（或）耳鸣。听力是依赖耳和神经传导，在听觉中枢的低级水平上进行。听觉是在听力基础上，协调运用多种感官功能、认知心理功能等，在大脑皮质高级中枢的参与下对声音进行综合处理的过程。

总之，听力是先天具有的，听觉需要后天的发育与学习才能不断成熟和完善。在语言发育和语言交流的过程中，听力是听觉的基础和前提，只有听到声音，才能进一步听清、听懂声音，特别是言语声音，以此来进行有效的交流。

三、言语-语言障碍形成的过程

言语包括从语音表象到发出语音、听到语音、感知和理解语音的全过程。在言语的产生和感知过程中，连接说话人大脑和听话人大脑之间，依次发生了一系列心理学、生理学、物理学事件，连接这一系列事件的链条，称为言语听觉链。为了便于理解，通常将言语听觉链分为三个水平（图1-1）。

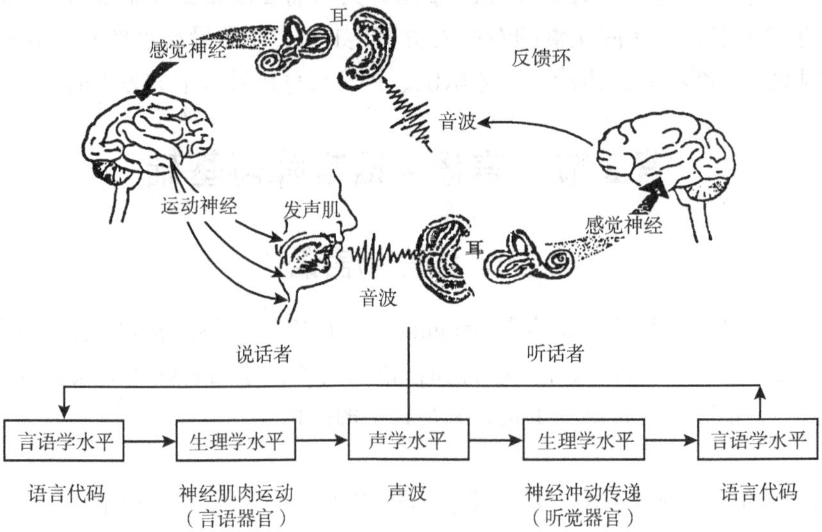

图1-1　言语听觉链

（一）言语学水平

言语学水平是在大脑内完成的。说话人基于一定的交流目的，首先产生一种交流的愿望和表达的意识，然后利用大脑语言库中储存的信息进行编码，形成要说的内容，即内部语言。听话人将听觉神经传入的生物电化学信号不断传到大脑的听觉性语言中枢，听觉性语言中枢把传来的语言信号进行解码，形成声音概念，于是便理解了说话人表达的内容。

（二）生理学水平

言语者的听觉性语言中枢进行语言解码后，形成内部语言。听觉性语言中枢又将这些内部语言传给运动中枢，运动中枢发出神经冲动，沿着运动神经传向呼吸、发音、共鸣构音等器官，通过这些器官的协调运动，内部语言便物化成有规律的语音流，即外部语言。内部语言在大脑中是带有意义的声音的心理印象，外部语言则是把这些带有意义的声音的心理印象转换为可以听见的声音——振动的空气波。振动的空气波在空间传播后，通过听话人的外耳、中耳、内耳、听神经传到听话人的听觉中枢，同时也通过同样途径传到说话人的听觉中枢，说话人由此调节和控制自己说话的音调和音量。这些属于复杂的生理过程。

（三）声学水平

通过说话人发音器官的协调运动，内部语言便物化成了有规律的外部语言，我们称之为语音。语音以振动的空气波为载体在空间传播，传到听话人和说话人的耳朵里，这个过程就是言语的声学水平。语音同自然界其他声音一样，有着相似的声学特征。

言语听觉链的形式是循环往复的，交流在其间不断进行，言语的内容多是不重复的。

言语听觉链中每一个水平都很复杂，任何一个水平出现问题，都可能导致言语障碍，常见的言语障碍包括构音障碍、失语症、听力障碍、口吃、语言发育迟缓、吞咽障碍和嗓音障碍等。

第3节 语音学简介

语音学是语言学的一个分支，是研究言语声音（即语音）的学科。主要研究语言的发音机制、语音特性和在言谈中的变化规律。语音是人类说话时发出的具体声音，即言语的声音。语音学的研究范畴包括：①发音语音学，研究的是发音器官（如唇、齿、舌、声门等）如何彼此协调运动以发出声音；②声学语音学，研究的是语音的物理现象，如声波的频率、时长、振幅等；③听觉语音学，研究的是语音的感知历程。在言语康复中如何发音，应以语音学知识为基础指导患者进行训练。

一、音素与音节

（一）音素

音素是从音质角度划分出来的最小语音单位，也是发音的基本单位。记录音素的符号叫音标，国际音标及汉语拼音是语音记录的符号。国际语音学学会制订的国际音标遵循“一音一标”的标准，是用于全世界所有语言注音的符号系统。英语音标在国际音标中有48个，即48个音素，其中元音20个，辅音28个。英语单词或字母在不同的词中如何发音，遵循一定规律，即读音规则。但读音规则不能包括全部现象，这就需要用音标来注明如何发音。汉语拼音字母与英文字母相同，但发音不同。

（二）音节

音节是由一个或几个音素按一定规律组合而成，是听觉能感受到的最自然的语音单位。在汉语中，一般是一个字为一个音节，外文中一个词可以是单音节，也可以是多音节。音节是语言中的基本单位，也是康复训练中的基本单位。“连”（lian）是一个音节，离岸（li' an）虽然与“连”的音素完全相同，但却是两个音节。“漂”（piao）与“皮袄”（pi' ao）等音节都是凭听觉来区分的。

汉语由音素（汉语拼音）组成400个左右音节。普通话的音节构成比较简单，也比较整齐，即分解为声母、韵母、声调三个部分。

1. 声母　汉语音节中开头的辅音就是声母。每个音节中的声母只由一个辅音充当。例如，“每天”

（mei tian）中的“m”“t”就是这2个音节中的声母。普通话共有23个声母（表1-1）。

表1-1 汉语拼音字母表

声母							
b	p	m	f	d	t	n	l
g	k	h	j	q	x	zh	ch
sh	r	z	c	s	y	w	
韵母							
ɑ	o	e	i	u	ü	ɑi	ei
ui	ɑo	ou	iu	ie	üe	er	ɑn
en	in	un	ün	ɑng	eng	ing	ong
整体认读音节							
zhi	chi	shi	ri	zi	ci	si	yi
wu	yu	ye	yue	yuɑn	yin	yun	ying

2. 韵母　汉语音节中声母后面的部分称为韵母。韵母由1～3个元音组成，有的韵母也可有辅音。普通话共有24个韵母。

整体认读音节不分声母和韵母，也不用拼读的方法，而是整个直接读出来，如“吃”（chi）、“运”（yun）。普通话中共有16个整体认读音节。

3. 声调　贯穿在汉语的发音过程中。声音高低、升降、曲直变化就是声调。声调也是区别于其他语言的一个显著特点。如英语、日语、法语等只有重读之说，没有区别语义的声调，所以声调是许多外国人学习汉语的难点之一。声调分为阴平、阳平、上声、去声，另有轻声。

二、元音与辅音

（一）元音

元音是发音时声带振动，气流在口腔没有受到阻碍的一类音素，是由共鸣腔的不同形状造成的。最重要的共鸣腔是口腔，此外舌的高低、前后和嘴唇的圆展也参与共鸣并决定着每个元音的音质，如/ɒ/、/ɪ/、/e/、/ə/、/ʊ/等（表1-2）。

表1-2 英语国际音标表

元音	/iː/	/ɪ/	/e/	/æ/	/ɜː/	/ə/	/ʌ/	/uː/	/ʊ/	/ɔː/
	/ɒ/	/ɑː/	/eɪ/	/aɪ/	/ɔɪ/	/əʊ/	/aʊ/	/ɪə/	/eə/	/ʊə/
辅音	/p/	/b/	/t/	/d/	/k/	/g/	/f/	/v/	/s/	/z/
	/θ/	/ð/	/m/	/n/	/ŋ/	/l/	/r/	/h/	/w/	/j/
	/ʃ/	/ʒ/	/tʃ/	/dʒ/	/tr/	/dr/	/ts/		/dz/	

（二）辅音

辅音是发音时气流在口腔受到一定阻碍，并冲破阻碍而发出的一类音素。受阻的部位就是发音部位，形成和冲破阻碍的方式就是发音方法。发辅音时要求区别清音和浊音、送气和不送气、鼻音和口音。不同的阻碍部位和方式形成不同的辅音，如/b/、/m/、/f/、/tʃ/、/dz/等。元音与辅音的鉴别见表1-3。

表1-3 元音与辅音鉴别表

鉴别点	元音	辅音
气流	畅通无阻	受阻碍并克服阻碍
发音器官	均衡地保持紧张	明显紧张
气流强弱	均匀、较弱	较强
声带颤动	有颤动	浊音有颤动，清音无颤动
语音延长	可延长	部分可以

第4节 言语听觉器官的解剖与生理学基础

一、言语听觉功能的中枢神经定位

言语是人们日常交流信息过程中不可或缺的一部分，而言语的听觉功能在接收信息中十分重要。要想接收听到的言语信息，需要通过耳郭、中耳、内耳、听神经传到感知声音的听皮质，由听皮质再到听觉的语言处理中枢。听皮质是颞叶的一部分，在人类和其他脊椎动物中发挥着处理听觉信息的功能。

19世纪末，德国医师韦尼克（Wernicke）提出，大脑语言处理中枢在大脑皮质后部，位于感知声音的听皮质之后，其中听觉性语言中枢和视觉性语言中枢目前没有明显界限，均称为韦尼克区（Wernicke区），经典语言模型的Wernicke区包括颞上回、颞中回后部、缘上回及角回。20世纪90年代认知神经科学兴起后，由于Wernicke区不同位置的损伤表现出的症状与经典语言模型中的定位矛盾，因此对于语言处理中枢Wernicke区的具体定位一直存有争议。2012年美国劳施埃克和其同事用多种脑成像技术的115项语言感知研究进行评估后认为，真正的Wernicke区位于听皮质之前，与前脑仅有3cm左右的距离。

大脑皮质是由一层灰质构成大脑半球沟和回的表层，其表面分为额叶、顶叶、颞叶、枕叶和边缘叶。其中颞叶位于大脑外侧沟的下方，呈舌形，后界为顶枕沟和枕前切迹间的连线。颞上回是位于颞叶上的大脑外侧沟与颞上沟之间的部分。它的背侧面形成大脑外侧沟的下壁，其后部有2～3个斜向前外的小回，称为颞横回，是听觉的皮质中枢（听皮质）。颞横回接收双侧来源的信息，但主要接收对侧来源的信息。颞中回位于颞上沟与颞下沟之间的脑回（图1-2）。

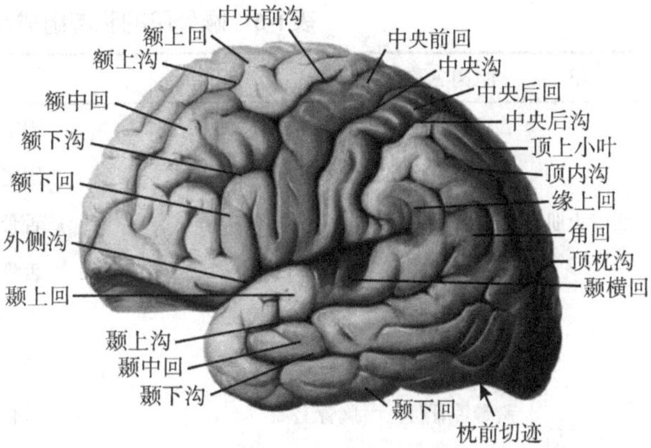

图1-2 大脑半球外侧面

二、构音器官

（一）呼吸肌

呼吸运动是人类维持生命的重要功能，为言语提供动力，同时言语也影响呼吸。平静呼吸时呼吸肌的运动以被动为主，吸气后借助肺部弹性回缩力而释放气体。在说话时，呼吸周期发生改变，其中吸气时间变短（0.5s左右），呼气时间延长（5s以上）。

由于呼吸肌的运动使呼气压保持在必要的水平，又称呼气保持。为适应言语时的呼吸，需要在神经控制下协调呼气肌和吸气肌的运动，来维持必要的肺容量和压力。在说话过程中，肺必须为喉部器官提供足够的动力和通气量，因此说话时需要满足3个呼吸条件：①呼气要有一定的压力；②呼气压能维持一定时间；③能适当控制呼气压水平。

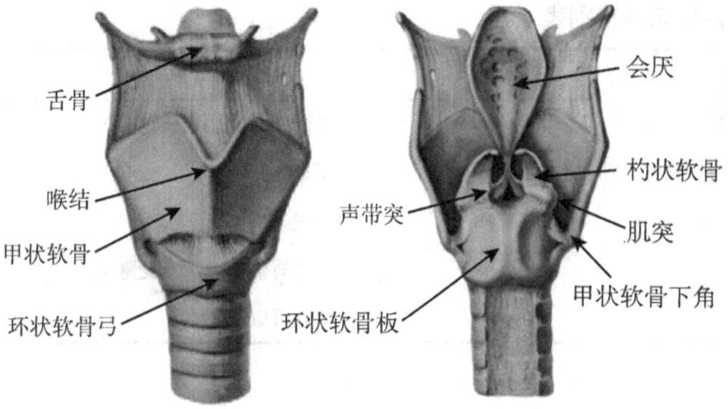

图1-3 喉部结构

（二）发声器官

发声器官主要指喉部。喉位于颈前正中部位，舌骨下，第3～6颈椎下缘，上通咽，下接气管，在食管与气管的分界处，是由甲状软骨、环状软骨、杓状软骨和会厌软骨与将这些软骨连接在一起的膜和肌肉组成（图1-3）。

甲状软骨的两骨板连接处，男性为锐角，即喉结；女性为钝角，喉结不明显，甲状软骨又与环状软骨组成环甲关节。杓状软骨外展时左右软骨分离，内收时左右软骨接近，从而使两侧声带外展时声门打开，内收时声门关闭。参与此关节运动的肌肉是喉内肌，其肌肉组成及其起始、终止、神经支配和作用见表1-4。

表1-4 喉内肌的肌肉组成及其起端、止端、神经支配和作用

肌肉名称	起端	止端	神经支配	作用
环甲肌	环状软骨前面	甲状软骨下缘	喉上神经返支	拉伸声带，使之紧张
甲杓肌	甲状软骨正中内侧面	杓状软骨前面	迷走神经返支	声门关闭
声带肌	甲杓肌的声带缘	杓状软骨突起处	迷走神经返支	声带紧张
环杓侧肌	环状软骨侧面	对侧杓状软骨后面	迷走神经返支	声门关闭
杓肌	环状软骨后面	杓状软骨突起处	迷走神经返支	声门关闭
环杓后肌	环状软骨后面	—	迷走神经返支	声门开大

甲状软骨上方是舌骨，舌骨与会厌软骨之间由舌骨会厌韧带相连，舌骨及喉的上、下运动由喉外肌作用完成，喉外肌的肌肉组成及其起始、终止、神经支配和作用见表1-5。

表1-5 喉外肌的肌肉组成及其起端、止端、神经支配和作用

肌群	肌肉名称	起端	止端	神经支配	作用
舌骨上肌	二腹肌前腹	下颌体内面	固定于舌骨的中间腱	三叉神经第3支	使舌骨向前上方，下颌骨张开
	二腹肌后腹	颞骨乳突	固定于舌骨的中间腱	面神经	使舌骨向后上
	颏舌骨肌	下颌骨颏棘	舌骨	舌下神经	使舌骨向前上方，下颌骨张开
	下颌骨肌	下颌体内侧	舌骨、颏舌骨肌边缘	三叉神经第3支	使舌骨向前上
	茎突舌骨肌	下颚茎突	舌骨	面神经	使舌骨向后上
舌骨下肌	肩胛舌骨肌	肩胛骨上缘	舌骨	舌下神经+颈神经丛	下拉舌骨，使下颌张开
	胸骨舌骨肌	胸骨上端	舌骨	舌下神经+颈神经丛	下拉舌骨，使下颌张开
	胸骨舌骨肌	胸骨上端	甲状软骨	舌下神经+颈神经丛	下拉喉
	甲状舌骨肌	甲状软骨	舌骨	舌下神经+颈神经丛	下拉舌骨
咽提肌	会厌咽肌	咽侧壁	会厌	舌咽神经	上拉咽壁
	茎突上咽肌	茎突	咽侧壁	舌咽神经	上拉咽壁
	咽上收缩肌	蝶形骨翼状突起、下颌骨、舌	咽缝线	舌咽神经	收缩咽腔
	咽中收缩肌	舌骨	咽缝线	迷走神经	收缩咽腔
	咽下收缩肌	舌骨	咽缝线	迷走神经	收缩咽腔
	甲咽肌	甲状软骨	咽缝线	迷走神经	收缩咽腔
	环状咽肌	环状软骨	咽缝线	迷走神经	收缩咽腔

（三）调音器官

调音是指在说话过程中通过声门以上各器官的协调运动产生语音的过程。调音器官由下颌、舌、软腭、唇等组成。

1. 下颌　呈“U”形，主要由下颌骨体和2个下颌支组成，并在颞骨两侧通过颞下颌关节与颅骨相连，颞下颌关节属于球窝关节，运动方向包括上下、前后、左右和旋转运动。在参与构音运动的过程中，其动作主要是开、闭口及保持动作姿势（如保持闭口）。下颌骨体用于容纳下排牙齿，是舌部肌群的附着点，而2个下颌支则是两组下颌肌群（升颌肌群和降颌肌群）的附着点（表1-6）。

表1-6　口腔颌面部咀嚼肌

肌肉组成		起端	止端	神经支配	作用
升颌肌群	咬肌	上颌骨颧突及颧弓下缘	下颌升支下颌角外侧面	三叉神经肌支	提下颌向上
	颞肌	颞骨骨面	下颌骨缘突	三叉神经颞肌支	提上颌向上，后部肌纤维可拉下颌骨向后
	翼内肌	翼外板内侧面	下颌升支及下颌角外侧面	三叉神经翼内肌支	提下颌向上，并有前伸及侧颌功能
降颌肌群	翼外肌	翼外板外侧面，蝶骨大翼下面	下头止于髁突颈，上头止于颌关节盘前缘及部分关节翼	三叉神经翼外肌支	主要是张口和前伸，单侧收缩则下颌偏向对侧
	二腹肌	前腹起于下颌骨二腹肌凹，后腹起于颞骨乳突切迹	舌骨体中间腱	前腹：三叉神经 后腹：面神经	降下颌，提舌骨向上
	颏舌骨肌	下颌骨颏棘	舌骨体前面	舌下神经	降下颌，提拉舌骨向上、前
	下颌舌骨肌	下颌骨内侧颌舌线	舌骨体	三叉神经下颌舌骨肌支	降下颌，提舌骨向上

2. 舌　是由骨骼肌构成的器官，分为舌尖、舌体、舌根，其运动十分灵活，参与咀嚼、吞咽及协助语言等活动，与构音有关的运动是舌体上下、前后移动，舌尖上举、下降等。

3. 软腭　位于口腔上壁的后1/3，向前附着于硬腭后缘，而硬腭的骨膜向软腭内延伸，中间夹杂有腭帆张肌的腱纤维。软腭向后下方悬垂呈帆状称腭帆。软腭后缘游离而下垂，中央有一个乳头样的突起，叫腭垂。自腭垂两侧沿软腭游离缘向咽侧壁下降，形成前后两条弓状皱襞，分别为腭舌弓及腭咽弓。由左右两对腭弓、软腭的游离缘和舌根之间所围成的狭窄区域为咽峡，由此从口腔入咽腔。

4. 唇　位于口腔前端，主要由皮肤、口轮匝肌及黏膜组成，受面神经支配，与构音有关的运动为开、闭口及突唇、展唇。

三、听觉器官

听觉的外周感受器官是耳，由外耳、中耳和内耳组成（图1-4）。外耳包括耳郭和外耳道，而中耳和内耳在颞骨内部。中耳包括鼓室、咽鼓管和乳突小房。鼓膜分隔外耳道底与鼓室，鼓室内含有听小骨。内耳主要是迷路，包括耳蜗、前庭和半规管等，听觉感受器则藏在耳蜗内的螺旋器中。通过外耳收集声波，经外耳道传导至鼓膜再到螺旋器，然后经蜗神经上行到脑桥的蜗神经核与上橄榄核，脑桥的外侧丘系核，脑桥、中脑的外侧丘系，中脑的下丘到达间脑的内侧膝状体，最后到达大脑颞叶的听皮质。

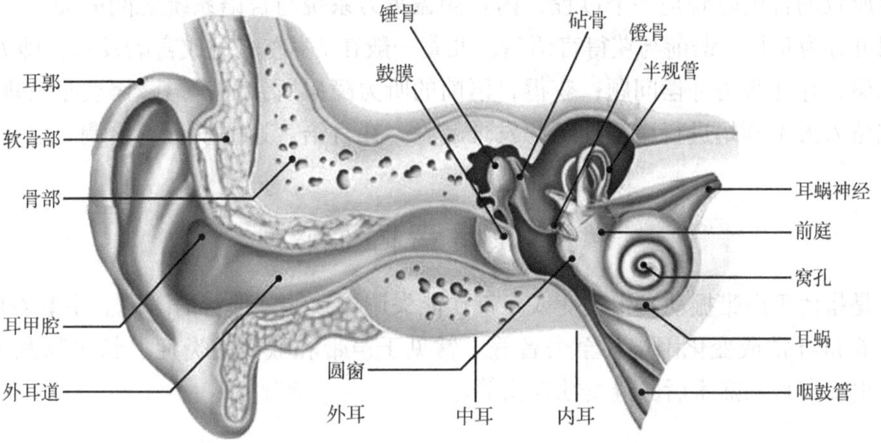

图1-4　耳部结构

第5节　言语-语言障碍的分类

一、失　语　症

失语症（aphasia）是指大脑损伤引起的语言能力的丧失或损伤，常表现为听、说、读、写、计算等方面的障碍，不包括因意识障碍和普通的智力减退引起的语言症状，也不包括听觉、视觉、书写、发音等感觉和运动器官受损引起的言语障碍，以及因先天因素等其他疾病所导致的学习困难引起的语言障碍。

二、构音障碍

构音障碍（dysarthria）又称发音障碍，是指发音器官在发某个或某些元音音位、辅音音位或声调音位的语音时发生异常。根据构音障碍的症状及形态，构音障碍分为运动性构音障碍、器质性构音障碍及功能性构音障碍。

1. 运动性构音障碍　是指由于产生构音器官运动的神经肌肉发生障碍所引起的构音障碍，常见有发声及构音不清等症状。常见病因有脑血管病、脑外伤、脑瘫、多发性硬化等。

2. 器质性构音障碍　是指由于先天或后天构音器官形态结构异常所引起的构音障碍，如腭裂、巨舌症等。

3. 功能性构音障碍　是指不存在任何运动障碍、形态异常等原因，但有固定的发音错误或发音不清晰的症状，多见于学龄前儿童，通过训练可以恢复。

三、儿童语言发育迟缓

儿童语言发育迟缓是指儿童在早期语言的理解和表达能力发育延迟或出现异常，落后于生长发育实际年龄的状态，进而有可能出现情绪、社交等方面的不良影响。常见病因有大脑功能发育不全、自闭症、脑瘫及其他神经发育障碍性疾病等。患有语言发育迟缓的儿童通过言语训练，尽可能发挥、促进其被限制的言语能力，会有不同程度的改善，同时会改善患儿的社会适应能力。

四、口　　吃

口吃（stuttering）是一种言语的流畅性障碍，表现为言语间断、重复说初始的单词或语音、停顿、拖音延长等。目前病因不明，可能与遗传、儿童发育、环境因素、心理障碍及神经生理等因素有关，部分儿童可随着成长自愈，没有自愈的常伴随至成年或终生，通过训练可得到不同程度的改善。

五、听力障碍所致的言语障碍

听力障碍所致的言语障碍是一个过程，内容涵盖听力系统与言语系统之间的关系，从听力障碍产生的言语时期可分为获得言语前与获得言语后。儿童一般在7岁左右完成言语发育，即7岁后为获得言语后的听力障碍，存在听力补偿问题；获得言语前的听力障碍所致的言语障碍要早发现、早治疗，如佩戴助听器或植入人工耳蜗进行康复训练，发现越晚，在言语表达的发音、语调、语速方面越难恢复到正常水平。

六、嗓音障碍

嗓音障碍是指由于声带振动发生改变或声带功能失调导致的一种言语障碍。主要表现为发声费力，音质、音调、音量异常或变化困难甚至失音等。常见于声带和喉部的炎症、新生物及神经功能失调，以及喉及周围组织器官癌症术后的继发性损伤等。

第6节 实施言语治疗的策略

一、治疗原则

言语治疗的目的是尽可能促进交流能力的获得或再获得。言语康复训练是利用大脑可塑性，通过治疗人员给予某种刺激，使患者产生反应，在对正确的反应强化及更正错误反应的反复训练过程中重新获得言语行为，达到恢复言语功能的目的。

对于言语治疗，应遵循以下6个原则。

1. 早期治疗　言语治疗开始越早，疗效越好。早期治疗是恢复言语功能的关键。

2. 及时评定　言语治疗前要进行全面的功能评定，了解言语障碍的类型和程度，制订有针对性的治疗方案。中期评定是为了评价治疗效果，以便及时修正治疗方案。末期评定是为患者制订家庭训练计划，帮助患者过渡到家庭训练。

3. 循序渐进　言语训练应按照循序渐进的原则，难度变化由易到难，避免训练难度过低或过高，患者不能得到有效训练或出现疲劳及过多错误。

4. 及时反馈　根据患者对治疗的反应，治疗师应及时给予反馈。利用刺激—反应—反馈链来强化患者的反应，正确的予以鼓励（正强化），错误的予以更正（负强化），使训练中的正确反应不断增加并固定下来。

5. 主动参与　言语是一种交流的方式，需要患者的主动参与。患者的交流意识对言语的恢复起重要作用。同时，训练形式及方法要有多样性，提高患者的兴趣以促进患者主动参与。

6. 个体化　言语训练过程中，应根据不同患者的特点、性格、兴趣、文化程度、生活背景等选择适宜的训练内容，根据评定的损伤程度及障碍类别设定有重点突出的训练课题及训练程序。

二、治疗途径

1. 训练和指导　有一对一训练、集体训练、家属指导和自我训练多种方式，具体包括听觉训练，促进言语的理解和表达，恢复或改善构音功能、发声功能及呼吸功能，提高语音清晰度等言语训练内容。

2. 手法介入　对于部分患者，可以利用各种医学手法帮助改善受限的与言语产生有关的运动功能，如运动性构音障碍，特别是重症患者。

3. 辅助具　为了补偿功能受限，有时需要佩戴辅助具，如重度运动性构音障碍腭咽肌闭合不全时，可以给患者佩戴上腭托，以改善鼻音化构音。

4. 替代方式　当重度言语障碍很难达到正常交流水平时，要考虑使用替代交流方式，如手势交流板和言语交流器等。

5. 训练用设备　常用物品如卡片、镶嵌板、交流板、言语评定及训练仪等辅助设备。

三、治疗场所和要求

1. 场所　对于脑血管病急性期或脑外伤患者，病情允许时，可以在床边训练。当可以借助轮椅活动时，可以到训练室训练。要尽量避开视觉和听觉干扰，房间最好有隔音设施，面积一般10m^2即可。

2. 形式　可以住院及门诊治疗，原则上以一对一训练为主。有时要进行集体训练，可请心理治疗师、作业治疗师、社会工作者一起参加，这种训练可以提高患者的自信心和兴趣。家庭治疗指当患者达到一定水平后，治疗师可对家属进行指导，由家属在家治疗，一般作为辅助治疗或出院后康复后期的治疗形式。

3. 治疗次数和时间　可以视治疗师和患者个人情况而定，一般每次30～60min，住院患者3～5日/周，1～2次/日，门诊患者可以间隔时间长一些。

4. 卫生管理　训练时治疗师会经常接触患者的身体和唾液，应注意预防各种传染病，接触部位及附近有破损时要特别注意伤口防护。训练前后要洗手，训练用具定期消毒，直接接触患者口腔或皮肤的检查训练用具，要尽量使用一次性用具或专人专用。对于部分言语障碍的患者做口腔内刺激或治疗时，会诱发咳嗽、咳痰、清嗓等动作，可佩戴防护面具，同时注意患者离开后的环境消毒工作，防止医院内感染。

四、注意事项

1. 反馈的重要性　“反馈”是指训练时，患者对自己的反应有意识地认识（如指出图片或发出声音等）。反馈有两种意义，一是对自己所进行的活动可以有意识地客观把控；二是能认识到反应正确与否。

2. 关心患者状态　患者常存在注意力不集中、抑郁、过度紧张等情况，要注意调整与患者的说话方式和环境。

3. 确保基本交流手段　语言是交流的工具，对于重症患者，首先要用手势、交流板等交流工具建立基本的交流，这对于患者尤其是失语症患者有重大意义。

4. 合理安排训练次数和时间　根据患者的身体状态、训练难度及训练后的疲劳度，适当增减时间。患者可以感觉到适当的疲劳，但不要因此引起患者的恐惧感或逃避心理，以适当休息即能恢复，不影响其他训练为宜。

4. 重视患者本人的训练　训练效果与训练时间通常成正比，因此要充分调动患者及家属的积极性，配合训练。让患者自己训练时，训练的课题和内容可以与专业训练一样，但要变换形式。

5. 注意观察患者的异常反应　治疗前要了解患者的现病史、既往史及可能出现的意外情况。训练期间要经常关注并询问患者的身体情况、肢体功能训练内容等，特别要注意患者的疲劳表情。训练时如发现与平时状态不同，绝不要勉强训练，并及时告知主管医师及家属，做好原发病、并发症及意外事故的预防。

自测题

A1型题

1. 言语的概念是（　　）
   A. 一种符号
   B. 人类社会约定俗成的
   C. 只与声带运动有关
   D. 声音语言形成的机械过程，与神经和肌肉相关
   E. 以意愿的形成和转化为语言的符号为特征，同时也包括了由声音符号转化为内容的理解
2. 人类获取信息的主要渠道是（　　）
   A. 听觉　B. 视觉　C. 触觉
   D. 味觉　E. 直觉
3. 在言语听觉链中，属于言语学水平的是（　　）
   A. 听觉性语言中枢　B. 构音器官
   C. 耳朵　D. 声音的大小
   E. 神经肌肉运动
4. 从自然属性角度划分出来的最小语音单位是（　　）
   A. 元音　B. 辅音　C. 音素
   D. 音位　E. 音节
5. 患者，女，40岁。突发讲话不清1月余入院。MRI检查示“脑干梗死”。检查：言语不清晰，理解正常，伸舌不能，唇活动差，嘴唇闭合无力，软腭抬升差，咽反射差。该患者语言障碍属于（　　）
   A. 失语症　B. 发声障碍
   C. 构音障碍　D. 听力障碍所致的言语障碍
   E. 语言发育迟缓
6. 下列不属于言语治疗的治疗原则的是（　　）
   A. 早期开始　B. 及时评定　C. 循序渐进
   D. 统一标准　E. 主动参与
7. 下列关于呼吸与言语之间的关系描述不正确的是（　　）
   A. 呼气要有一定的压力
   B. 呼气压要能维持一定的时间
   C. 说话时，吸气时间较不说话时短
   D. 能适当控制呼气压的水平
   E. 平静呼吸时呼吸肌的运动过程基本上是主动的

（郑　莹　董继革　罗丽华）

第2章 听力障碍

第1节 听力障碍的概述

案例 2-1

患儿，女，4岁，与人交流有障碍。3岁半时检查出有听觉障碍，未采取助听治疗。检查：双耳纯音测听（500Hz、1000Hz、2000Hz、4000Hz）平均听阈为65dB HL，诊断为中度感音神经性聋。

问题： 1. 对该患者的听觉干预措施有哪些？

2. 具体的康复措施是什么？

听力和听觉是两个不同的概念。听力是人耳对声音的收集、感知的能力，主要依赖完好的听觉生理器官和完整的听觉传导通路。而听觉或听觉能力是对听到的声音进行理解、记忆及选择听取后形成听觉概念的综合能力，需要人们协调运用多种感官功能及认知心理能力。没有听力就不能获得听觉能力，听力越好，听到的声音信息越多，语言能力的发育就越快。相反，听力差，收集到的声音信息少、失真，语言能力就会受到严重影响，常说的“十聋九哑”就是这个道理。

一、听力障碍的定义、分类及病因

（一）听力障碍的定义

听力障碍是指听觉系统中的传音、感音及听觉中枢发生器质性或功能性异常，进而导致不同程度的听力减退。轻度听力障碍称为重听，重度听力障碍称为聋。

（二）听力障碍的分类及病因

根据不同分类标准，听力障碍可以分成以下几类。按照听力受损的程度，可分为听力残疾一级、二级、三级、四级；按照遗传与否，可分为遗传性聋和非遗传性聋；按照听力损伤发生的时间，分为先天性聋、后天性聋；按照与言语功能发育之间的关系，分为语前聋、语后聋。临床上最常用的分类方法是按照听力受损的部位划分，可分为传导性聋、感音神经性聋、混合性聋。

1. 传导性聋　是指由于外耳、中耳的病变，使得经空气路径传导的声波受到阻碍，到达内耳声能的减退，从而导致不同程度的听力障碍。传导性聋的病因有炎症、外伤、异物、肿瘤、先天性异常等。

2. 感音神经性聋　是指由于内毛细胞、血管纹、螺旋神经节、听神经及听觉中枢的器质性病变，导致声音信息的感知、传递和分析过程受到阻碍，引起的听力障碍。感音神经性聋又包括以下几类。

（1）遗传性聋：指基因或染色体异常等遗传缺陷引起的听觉器官发育缺陷而导致的听力障碍。可分为先天性遗传性聋、获得性先天性遗传性聋。

（2）非遗传性聋：指母亲在妊娠期或围生期感染病毒、使用耳毒性药物、受到物理损伤（如射线、产伤、胆红素脑病等）、全身性因素（如妊娠期糖尿病、慢性肾炎、高血压、严重贫血、甲状腺功能减退、一氧化碳中毒、酒精中毒、重大精神创伤、严重营养不良等）等导致的听力障碍。病因有先天性耳蜗畸形、前庭水管综合征等。

（3）非遗传性获得性感音神经性聋：在临床上发病率最高，病因有感染中毒性、药物性（如氨基糖苷类抗生素链霉素等、多肽类抗生素万古霉素等、抗肿瘤药顺铂等、利尿剂呋塞米等、水杨酸类阿司匹林等、重金属盐等）、退行性变、特发性突聋、自身免疫缺陷、肿瘤和相关性疾病、创伤、噪声等。

3. 混合性聋　是指由于听觉传音系统和感音系统同时受累而导致的耳聋。常见于长期慢性中耳炎患者并发迷路炎、耳硬化症累及中耳和内耳、颅脑外伤及其他致聋创伤等。

二、听力障碍的预防

（一）优生优育

优生优育是避免遗传性听力障碍的有效途径。对于有遗传性疾病家族史的患者要进行遗传学检查和评价，避免近亲结婚，强调婚前医学检查。妊娠前3个月是胎儿内耳发育阶段，注意要避免接触耳毒性药物、物理射线的照射、病毒感染、一氧化碳中毒等易引起胎儿内耳发育畸形的因素，并做好妊娠期定期检查。做到早发现、早诊断、早治疗、早康复，早期进行介入干预，可以有效避免因听力障碍带来的社会沟通能力障碍。

（二）避免使用耳毒性药物

临床上要合理用药，避免使用耳毒性药物，如链霉素等氨基糖苷类抗生素，尤其是婴幼儿、家族成员易感者、以往应用过类似药物者及听力轻度异常者应禁用此类药物。

（三）及早治疗可能引起耳聋的病因

对于可能引起耳聋的全身基础疾病，如高血压、糖尿病、肾病等要控制并合理用药。对于引起耳聋的常见耳部疾病，如慢性化脓性中耳炎、慢性分泌性中耳炎、耳硬化症及突发性耳聋要积极治疗。

（四）做好相对噪声的防护

生活中的噪声种类繁多，预防噪声性耳聋最主要的办法就是尽量远离噪声或减少暴露时间，对于在噪声环境中工作的人员要注意职业防护和定期检查听力。

第2节　听力障碍儿童的诊断和干预

一、听力障碍的诊断

儿童听力障碍的诊断包括新生儿听力筛查、听力学检查、影像学检查及其他检查等。由于听力障碍儿童大多为先天性遗传性聋，所以在诊断中新生儿听力筛查和听力学检查占主要地位，故本节仅介绍新生儿听力筛查和听力学检查。

（一）新生儿听力筛查

新生儿听力筛查包括目标人群筛查和全体人群筛查两种。目标人群筛查是指仅对具有高危因素的新生儿进行筛查；全体人群筛查也称新生儿普遍筛查，即对所有出生的新生儿进行筛查。由于目标人群筛查会对一些非高危因素的新生儿的听力障碍漏诊，故目前我国提倡施行新生儿听力普遍筛查，新生儿听力普遍筛查包括筛查、确认、干预、跟踪随访和质量评估5个环节。新生儿听力普遍筛查技术主要包括耳声发射和听觉诱发电位，由于耳声发射具有简单、无创、方便、灵敏和易于操作等优点，因此临床上主要利用耳声发射测试技术对新生儿进行听力筛查。目前新生儿听力筛查多使用瞬态诱发性耳声发射，也可使用畸变产物耳声发射。

新生儿听力筛查包括初次筛查（初筛）阶段和第二次筛查（复筛）阶段。初筛是指新生儿住院期间（出生后3～7日）对其双耳进行耳声发射测试，通过人群编入1～3岁随访组，未通过初筛的新生儿要在出生后6周进行复筛，复筛通过人群进入随访组，复筛未通过的要在出生3～6个月内开始相应的听力学/医学检查，从而对听力障碍做出医学诊断。

（二）听力检查

幼儿的听力检查一般以客观听力学检查结果为主，听觉行为测试为辅，根据儿童的实际年龄填写的相应听觉发育表作为参考，综合各种检查结果，从而对听损伤的类型、程度等做出全面系统的评估诊断。

6月龄及以下的婴幼儿的听力检查包括婴幼儿及其家庭病史，电生理学听力阈值测量（如听性脑干反应测试），听力学评估和诊断（如耳声发射、声导抗测试），听觉行为测试（如行为观察测听），以及父母对其出现交往技能和听觉行为的报告。6～36月龄的婴幼儿和小龄儿童，听力检查包括儿童及其家庭病史、耳声发射检查、声导抗测试、听觉行为测试（如视觉强化测听）、言语认知评估、父母对视听觉行为的报告，以及交往中重大事件报告。

1. 客观测听技术

（1）声导抗测试：是临床上最常用的客观测听的方法之一。测试包括鼓室声导抗、镫骨肌声反射。

（2）耳声发射（otoacoustic emission，OAE）：耳声发射反映耳蜗外毛细胞的功能状态，具有客观、简便、省时、无创、灵敏等优点，是婴幼儿听力筛选的首选，未通过耳声发射筛选的要进行听觉脑干反应等检测。耳声发射检测正常而听觉脑干反应异常的耳聋提示听神经通路疾病，如听神经病、听神经瘤早期。

（3）听觉诱发电位测试：临床上常用的是听性脑干反应（auditory brainstem response，ABR）、40Hz听觉相关电位、多频稳态诱发电位。ABR主要用于评价高频的听功能状态，具有客观、无创、不需要受试者的主动配合、不受镇静剂的影响等优点，适用于新生儿、婴幼儿、测试困难者的听力检测和评估。

2. 主观测听技术　小儿行为听力测试是重要的主观测试技术之一，检查者通过小儿的行为表现出对声音产生的反应，如将头转向声源或做出某种动作，以判断其听敏感度（听阈）。根据受试者不同的年龄阶段，小儿行为听力测试方法可分为行为观察测听法、视觉强化测听法及游戏测听法。

（三）听力障碍的分级诊断

根据2011年发布实施的《残疾人残疾分类和分级》（GB/T 26341—2010），3岁以上人群的听力残疾分为4级（表2-1）。

表2-1　听力残疾分级

级别	听觉系统的结构和功能	较好耳平均听力损失	理解和交流等活动的表现
一级	极重度障碍	＞90dB HL	不能依靠听觉进行言语交流，理解和交流等活动极重度受限
二级	重度障碍	81～90dB HL	理解和交流等活动重度受限
三级	中重度障碍	61～80dB HL	理解和交流等活动中度受限
四级	中度障碍	41～60dB HL	理解和交流等活动轻度受限

注：此标准以0.5kHz、1.0kHz、2.0kHz、4.0kHz为听力测试频率，数值为听力损失分贝数的平均值。

3岁以下儿童进行听力残疾评定，采用1kHz、2kHz、4kHz三个频率听力损失分贝数的平均值。依据幼儿听觉行为发育的特点，对6～18月龄的儿童只评一级、二级听力残疾；对19～36月龄的儿童只评一级、二级、三级听力残疾（表2-2）。

表2-2　低龄儿童听力残疾评定参考标准

年龄（月）	级别	测试音（啭音）(kHz)	平均听力损失（相对好耳听力）(dB HL)
6～18	一级	1、2、4	＞90
	二级	1、2、4	81～90
19～36	一级	1、2、4	＞90
	二级	1、2、4	81～90
	三级	1、2、4	61～80

二、听力障碍的干预

对于确诊的儿童听力障碍，首选药物、手术治疗，对于确诊为不可治愈的听力障碍，应尽早进行干预，目前对儿童听力障碍的干预方法主要为选配助听器和植入人工耳蜗2种，其次还有听觉脑干植入等。

（一）助听器的验配

1. 助听器的构成及类型　助听器是提高声音强度的装置，是声音的放大器。

（1）助听器的构成：任何一款助听器都主要由4部分组成，即传声器、放大器、接收器、电池。

（2）助听器的分类：根据助听器的使用范围，可分为集体助听器和个体助听器。根据信号输出方式不同，可分为气导助听器和骨导助听器。根据外观及佩戴位置不同，气导助听器可分为盒式（体佩式）、耳背式和耳内式。依据芯片中信号处理技术的不同，分为电脑编程模拟助听器和全数字式助听器。根据输出功率不同，分为小功率、中小功率、中功率、大功率、特大功率5类。

2. 验配的适应证　学龄前儿童处于言语发育的关键期，一经确诊应尽早验配助听器，进行听觉言语训练。双耳听力障碍者，原则上需双耳验配助听器，如不具备条件也可单耳验配。听力损失在81dB HL以上的重度以上听力障碍者，在验配助听器效果甚微或无效时可考虑植入人工耳蜗，如不具备条件，可选配特大功率的助听器，以保证能够接收声音刺激，提高听觉敏感性。

3. 转诊指标　当遇到以下情况时，应立即介绍听力障碍儿童到临床相关科室就诊，然后再决定是否进行助听器验配。

（1）短期内发生的进行性听力下降，尤其是6个月以内。

（2）波动性听力下降。

（3）不明原因的单侧或双侧明显不对称的听力损失。

（4）传导性听力损失。

（5）伴有耳痛、眩晕、头痛者。

（6）外耳道有耵聍栓塞、异物、外耳畸形。

（7）疑有脑瘫、智力低下、多动症、交往障碍、发育迟缓等疾病的小龄听力障碍儿童。

4. 验配流程　选配前首先由儿科医师对患儿进行医学评估，排除助听器验配禁忌证。验配基本步骤如下。

（1）综合听力学评估：主要内容为询问病史、耳科常规检查、听力测试、耳聋诊断与鉴别诊断。

（2）助听器验配：按照患者对助听器的需求程度，参考其对价格、外观及其操作的要求等，结合听力测试结果，经助听器分析仪测试和验配公式计算确定助听器所需的增益、输出和频响等主要指标，选择合适的助听器，并初步确定助听器的功能旋钮的位置，进行耳模制作，同时进行适应性训练及定期随访评估。

（二）人工耳蜗植入

人工耳蜗（cochlear implant，CI）是一种特殊的永久植入到耳蜗中的声-电转换装置，主要由耳蜗内植入部分及体外部分组成，其功能是替代内毛细胞直接电刺激听神经而产生听觉，帮助极重度及全聋患者获得或恢复部分听觉。人工耳蜗植入的主要适应证是双耳重度或极重度听力障碍，不能受益于特大功率助听器，并且病变位于耳蜗的听力障碍患者。人工耳蜗植入的全过程包括术前评估、植入手术以及术后训练与语言康复，需患者、手术医师、听力言语学家和患者家属的长期通力合作。

第3节　听力障碍儿童的听觉言语康复评定

一、听觉能力评定

听觉能力是指人们通过后天学习获得的感知声音的能力。听觉能力评估是对患者听觉察知能力、听觉分辨能力、听觉识别能力、听觉理解能力的评估。其目的在于考察患者利用残余听力的水平或听力重建的效果，从而为制订合理的听觉能力训练方案提供参考。听觉能力评估是以听觉功能发展的4个阶段为主体框架来实施的，由易到难分别为察知、分辨、识别、理解。

（一）听觉察知能力

1. 评定目的　听觉察知能力评定目的在于考察听力障碍儿童有意识地判断声音有和没有的能力。

2. 评定内容及工具　听觉察知能力的评定主要是对无意注意和有意注意两个阶段的考察。无意注意是指事先没有目的、也不需要任何意志努力的注意。是聆听意识形成的前期阶段，其目标是让患者无意识地形成对声音的关注。可采用主频明确的滤波复合音（如鼓、双响筒、锣等）、环境声、林氏六音（包括[m]、[u]、[a]、[i]、[sh]、[s]）。有意注意是指有预定目的、需要一定意志努力的注意，目标是让患者有意识地形成对声音的关注。

3. 评定方法　在安静环境中，由治疗师在患者不经意的状态下给声音，并观察患者的反应。有意注意评定方法：在患者理解听到声音举手或放积木的情况下治疗师给声。指导语："小朋友，如果听到声音，请把你放在耳边的积木放下"。

（二）听觉分辨能力

1. 评定目的　听觉分辨能力评定目的在于考察听力障碍儿童分辨声音相同与不同的能力。

2. 评定内容及工具　该阶段是真正认识声音的开始，包括无意义音节的分辨和有意义音节的分辨两部分，每一部分评估内容均包括时长、强度、语速和频率4个方面。可采用纸版式评估卡片，也可采用计算机软件。

3. 评定方法　首先分辨差异较大的无意义音节，然后再分辨差异较小的有意义音节。在安静环境中，让患者指出2个声音是相同还是不同。指导语："小朋友，如果老师说的是一样的，就指这个（2个相同的圆形图片），如果老师说的是不一样的，就指这个（1个正方形图片和1个圆形图片）"。结果记录：得分（%）=$[(3x-n)/3x]\times 100\%$（x为测试题数，n为错误次数）。结果分析：得分<80%，需要立即干预；错误项目分析错1个，需要进行巩固，错2个，需要对听力障碍儿童进行强化训练；如果全错，则需要对听力障碍儿童进行感知训练及多感官结合训练。

（三）听觉识别能力

1. 评定目的　听觉识别能力评估的目的在于考察患者把握音段、音位多种特性，从而将声音识别出来的能力。

2. 评定内容及工具　听觉识别能力评估主要包括语音均衡式识别和最小音位对比式识别两部分。语音均衡是指某语音出现在评估训练内容中的概率与日常生活中出现的概率相一致，评估时使用孙喜斌教授研发的《儿童语音均衡式识别能力评估》词表。最小音位对比识别是根据汉语语音中仅有一个维度差异的原则编制的音位对比识别材料，评估时使用《儿童音位对比式识别能力评估》词表。包括韵母识别和声母识别两部分。由于韵母比声母更容易识别，因此评估时先评估韵母识别再评估声母识别。

3. 评定方法

（1）语音均衡式识别：在安静环境中，先出示一组3张测试图片，出示图片的同时发对应图片的音，提示患者注意听，然后发出目标音，让患者选择。指导语："小朋友，找一找老师说的是哪个词"；测试材料包括韵母25组，声母25组；结果记录：按词表给词，正确的记为"1"，错误的记为"0"，得分（%）=正确数/测试题数×100%。

（2）最小音位对比识别：在安静环境中，出示一对测试图片，出示图片的同时发对应图片的音，提示患者注意听，然后发出目标音，让患者选择；指导语："小朋友，先跟我一起说图片的名字，然后我说哪一个你就指哪一个，好吗"；测试材料中，韵母识别可分为4组进行共92对，声母识别可分为6组进行共87对；结果记录：得分（%）=$[(3x-n)/3x]\times 100\%$（x为测试题数，n为错误次数），计算结果可与儿童音位对比式识别能力测试参考标准相比较，判断该患者是否需要进行听觉干预。

（四）听觉理解能力

1. 评定目的　听觉理解能力评估是考察患者将音和义结合的能力，以明确患者是否真正懂得声音的意义。

2. 评定内容及工具　主要包括词语理解和短文理解两部分。词语理解评定采用《儿童听觉理解能力评估词表》，该词表包括单条件词语、双条件词语和三条件词语三方面内容；短文理解目前还没有统一的评估材料和标准，主要采用主题对话或自由对话的方式采集语言样本进行分析。

3. 评定方法　在安静环境中，出示一组四张测试图片，让患者选择目标词。指导语："仔细听，我说哪张图片的名字，你就指哪张图片"。测试材料：测试词表共120道题，包括单条件词语的一至五类，每一类各8道，共40道；双条件词语的一至五类，每一类各8道，共40道；三条件词语的一至五类，每一类各8道，共40道。结果记录：按词表给词，正确的记为"1"，错误的记为"0"，得分（%）=正确数/测试题数×100%。

二、言语能力评定

言语过程需要呼吸、发声、构音等系统协调工作，同时需要通过听觉、运动觉、触觉等内部反馈机制进行控制。听力障碍儿童由于听不到或听不清，因此很难准确模仿发音，常表现出发音不清、音量不当、语调和声调不准、词汇量小、交往困难等，极大降低了听力障碍儿童交往的积极性，进而更加妨碍其言语、语言的发展，形成恶性循环。及时开展言语能力评定，可以为听力障碍儿童的言语康复训练提供依据。

（一）言语能力评定目的

言语能力评定的目的是将听力障碍儿童表现出来的言语症状与同性别同年龄段正常儿童比较，判断其言语障碍的性质及严重程度，制订有针对性的言语障碍康复方案，监测听力障碍儿童的言语康复效果。

（二）言语能力评定内容

言语能力评定是从呼吸、发声、共鸣、构音和语言五个方面进行的，主要采用主观评定与客观评定相结合的方式。其中主观评定主要包括临床观察与听觉感知评定，如呼吸功能评定时主观评估嗓音质量的方法是GRBAS评定法，口腔共鸣主观评估采用聚焦描述表等。而客观评定主要为言语声学参数测量，如呼吸功能评定的参数有最长声时、最大数数能力等；发声功能评定时，衡量响度的声学参数有平均强度、强度标准差等，衡量音调的声学参数有平均基频、基频标准差等，衡量音质的声学参数有基频微扰、振幅微扰等；共鸣功能评定的参数有第一共振峰、第二共振峰、鼻流量等；构音功能评定的参数有口腔轮替运动速率等；语言功能评定的参数有词汇量、句长等。

第4节　听力障碍儿童的听觉言语训练

一、听觉言语训练原则

（一）个性化

听觉训练应充分考虑听力障碍儿童的兴趣爱好、性格特点、生活环境等个体差异，采取一对一个别化教学的形式，并选择恰当的训练目标和内容。同时应进行定期评估，及时根据变化调整训练的目标、内容、方法。

（二）循序渐进

应根据不同听力障碍儿童的听觉发展水平，及时调整训练难度。遵循听觉察知、听觉分辨、听觉识别再到听觉理解的阶段，具体训练难度体现在听觉训练形式、选择的范围、语音特性的相似度、关键词的数量、上下文或语境线索、聆听环境等多方面。由听到说，理解先于表达是儿童言语发展的基本规律。

（三）营造丰富的听觉刺激环境及言语交流环境

为听力障碍儿童提供丰富多彩的声音，包括言语声、环境声、音乐声，将听觉训练与言语训练密切结合，多利用或创设沟通情境，培养听力障碍儿童的言语交流能力，鼓励并引导他们表达与交流的意识，且给予正面反馈。同时，应尽可能促进听力障碍儿童及早融入普通学校或幼儿园，与同龄健听儿童共同生活学习，帮助听力障碍儿童获得更好的听觉言语交流环境。

（四）鼓励指导家长参与

有针对性的指导和帮助家长积极地参与到康复训练中，使家长了解和掌握在家庭中培养孩子听觉能力的基本方法，尽量将康复训练的内容在日常生活情境中复现，帮助听力障碍儿童尽快掌握所学内容并能灵活运用于实际交流中。

二、听力障碍儿童的听觉训练

听觉训练的方式包括正式训练和非正式训练，正式训练采用一对一或集体授课的形式。非正式的训练在日常生活中进行，与日常生活中的听觉事件密切结合，一般由家人对患者进行。具体内容包括听觉察知训练、听觉分辨训练、听觉识别训练、听觉理解训练。

（一）听觉察知训练

听觉察知训练主要是培养听力障碍儿童的聆听习惯，让他们学会“注意听”，增强他们对环境声、音乐声及言语声的敏感性和察觉能力（表2-3）。同时，要帮助听力障碍儿童建立察觉反应，教会他们听到声音后做出适当反应。

表2-3 听觉察知训练的主要内容

目标	内容
音乐声	低频（250～750Hz）：长号、大长笛、单簧管
	中频（1000～2000Hz）：长笛、小提琴、圆号
	高频（3000～4000Hz）：短号、双簧管
环境声	动物声：猫、狗、鸟叫声等
	自然环境声：流水声、下雨声、风声
	日常生活声：汽车笛声、电话声、敲门声
	儿歌、童谣等
言语声	林氏六音，其中[m]、[u]是低频音，[a]、[i]是中频音，[sh]、[s]是高频音
	不同频率的韵母和声母

（二）听觉分辨训练

听觉分辨训练即听力障碍儿童感受声音差异的能力训练，包括对环境声、音乐声、言语声的时长、强度、语速、频率的辨别，其中感受言语声是训练的重点和难点。训练时要经过由易到难的过程。

1. 时长　辨听音节数量不同的词语，把音节数量不同的词语放在一组，让听力障碍儿童辨听，如西红柿、橘子、梨。时长差异越大，分辨难度越低，难度由低到高依次是辨别三音节/单音节，辨别双音节/单音节，辨别三音节/双音节。

2. 强度　辨听响度不同的声音，如模仿大猫和小猫的叫声。强度可相差约15dB。也可以通过控制6个核心韵母（[a]、[o]、[e]、[i]、[u]、[ü]）的发音强度来进行，主要分为3个层次：强/弱、中/弱、强/中，可参考大声、一般言语声、轻声说话时的强度进行区分。

3. 频率　拟声词在音长、频率等语音特性上差异较为显著，辨听难度最低，通常会作为最开始辨听的内容，常用的拟声词有交通工具发出的声音和动物叫声，还可以辨别不同熟悉的人的声音分辨频率差异。

（三）听觉识别训练

当听力障碍儿童能听出各种声音之间的差异后，就要培养他们将声音和事物联系起来的能力。训练内容包括词语识别（表2-4）和音位识别（表2-5）两部分，有2种训练方式。

1. 闭合式训练　将需要进行识别训练的声母或韵母放到有意义的词、句中进行，训练时事先给听力障碍儿童一定的选择范围，呈现声音刺激后要求儿童在该范围内选择对应的事物。按照由易到难的原则：选项范围由小到大、词语的识别顺序由多音节词→单音节词→音素、关键词数量由少到多。训练内容：①辨听音节数量相同但差异显著的词语，如爸爸、妈妈、爷爷、奶奶；②辨听发音较为接近、容易混淆的词语，如萝卜、菠萝；③识别韵母不同，声母和声调都相同的词语，如床、船；④识别声母不同，韵母和声调都相同的词语，如打、塔；⑤听儿歌找出相应的图画。

表2-4　词语识别训练内容

目标	组别	内容（举例）
最常用：[b]、[d]、[zh]、[g]、[j]、[l]、[sh]	三音节词	马铃薯、西红柿、面包师、办公室
	双音节词	爸爸、拉面、报纸、电视
	单音节词	读、找、包、梨
常用：[h]、[x]、[q]、[m]、[t]	三音节词	小汽车、青苹果、喝豆浆、好天气
	双音节词	妈妈、喝水、同学、汽车
	单音节词	鞋、兔、钱、河
次常用：[z]、[s]、[c]、[k]、[r]、[ch]、[p]、[n]、[f]	三音节词	早上好、开汽车、吃早饭
	双音节词	飞机、快餐、苹果、吃饭
	单音节词	车、盆、开

表2-5　音位识别训练内容

目标	组别	内容（举例）
韵母识别	相同结构不同开口	容易和稍难：[e]、[ü]，如鹅/鱼、饿/玉
		较难：[ia]、[ua]，如鸭/娃、鸦/蛙
		很难：[an]、[uan]，如寒/环、汉/换
	相同开口不同结构	容易和稍难：[i]、[ia]，如鸡/家、挤/加
		较难：[ia]、[iao]，如家/脚、加/教
		很难：[uai]、[uan]，如怀/环、坏/换
	相同结构相同开口	容易和稍难：[a]、[e]，如辣/乐、拉/乐
		较难：[ing]、[iong]，如轻/穷、晴/穷
		很难：[ang]、[eng]，如钢/耕、行/横
	前鼻音和后鼻音	容易和稍难：[an]、[ang]，如蓝/狼、杆/钢
		较难：[ian]、[iang]，如线/香、掀/箱
		很难：[uen]、[ueng]，如温/翁、问/瓮
声母识别	擦音与无擦音	容易和稍难：[h]/无擦音，如河/鹅、喝/饿
		较难：[s]/无擦音，如色/饿、思/医
	清辅音和浊辅音	容易和稍难：[ch]、[r]，如愁/肉、绸/柔
		较难：[n]、[s]，如怒/素、弩/酥
		很难：[m]、[f]，如木/斧、母/父

续表

目标	组别	内容（举例）
声母识别	送气音和不送气音	容易和稍难：[d]、[t]，如打/塔、稻/套
		较难：[z]、[ch]，如栽/柴、走/愁
		很难：[j]、[q]，如鸡/七、江/抢
	相同方式不同部位	容易和稍难：[d]、[c]，如读/醋、打/擦
		较难：[z]、[sh]，如走/手、足/书
		很难：[t]、[c]，如图/醋、塔/擦
	相同部位不同方式	容易和稍难：[sh]、[h]，如书/虎、蛇/河
		较难：[p]、[k]，如跑/烤、爬/卡
		很难：[f]、[s]，如父/酥、风/僧
	卷舌音与非卷舌音	很难：[ch]、[c]，如翅/刺、池/瓷

2. 开放式训练　不提供任何选择范围，直接呈现声音刺激，然后要求儿童再现出来，再现的方式可以是复述，开放式识别训练的发展阶段可参照闭合式训练的发展阶段。如听到“汽车”后模仿说出或用手势模仿出“汽车”。还可以学唱喜欢的歌曲或合作接唱。

（四）听觉理解训练

听觉理解训练是提高听力障碍儿童将音和义结合的能力，使其真正理解声音的意义。训练内容包括词语理解和短文理解训练两部分。有2种训练方式。

1. 闭合式听觉理解训练　训练时事先给听力障碍儿童一定的选择范围，呈现声音刺激后，要求儿童在该范围内选择对应的事物。按照由易到难的原则：选项范围由小到大、词语的理解顺序由单条件词语→双条件词语→三条件词语、关键词数量由少到多。开始训练时一个关键词即可，如“苹果在哪”。接下来增加关键词，如“绿色的苹果在哪”。注意备选物品的搭配选择，如让听力障碍儿童找出“绿色的苹果”，就一定要搭配有其他颜色的苹果和绿色的其他物品形成干扰，达到多项听觉记忆的训练目的。闭合式词语理解训练内容见表2-6。闭合式短文理解可以采用听觉描述的形式，如听一听我在说什么，“它是白色的，它是用来喝水的”，要求幼儿根据训练者的描述，从备选物品（小猫、杯子、飞机）中，选出杯子。

表2-6　闭合式词语理解训练内容

目标	组别	内容（举例）
单条件词语	名词	猪、羊、牛、鸭；苹果、香蕉、饼干
	动词	吃、喝、穿、看
	形容词	长长的、短短的、红色的、黄色的
双条件词语	主谓短语	小猫在钓鱼、小狗在钓鱼、小猫在吃鱼、小狗在吃鱼
	介宾短语	小猫在床上、小猫在床下、小猫在树上、小猫在树下
	偏正短语	蓝色的衣服、黑色的衣服、蓝色的鞋、黑色的鞋
	并列短语	鼻子和眼睛、围巾和帽子
	动宾短语	吃苹果、画汽车、擦皮鞋
三条件词语	主谓短语	小猫在河里钓鱼、小狗在河里钓鱼、小猫在河里吃鱼、小狗在河里吃鱼
	介宾短语	苹果在桌子的上面、苹果在桌子的下面
	偏正短语	一件粉色的衬衣、两件黄色的外套
	并列短语	橘子、苹果和香蕉，西瓜、草莓和葡萄
	动宾短语	洗黄色的衬衣、晒白色的毛巾

2. 开放式听觉理解训练　是指不给出选择范围，在没有猜想线索的情况下对听力障碍儿童实施的听觉理解训练，主要采用复述、问答、开放式对话交流等形式。

三、听力障碍儿童的言语训练

（一）呼吸训练

呼吸训练是帮助听力障碍儿童个体在自然呼吸的基础上，学会自主控制呼吸和言语呼吸的方法，养成正确的言语呼吸的习惯和能力。具体内容参见第4章“呼吸训练”部分。

（二）发音训练

发音训练是指在听力障碍儿童有了一定的认识后，对他们进行发音的诱导，使他们逐步掌握正确的发音部位和发音方法，能够基本正确地发音。发音训练的具体内容包括：发音诱导准备训练（肩颈放松训练、构音器官放松训练、发音器官放松训练、口腔训练）、起声训练（包括自然起声训练、目标音起声感知训练）、发声功能训练、构音功能训练、语音能力训练。

发目标音“o”的训练方法举例如下。

1. 教师把小狗、小猫、公鸡的图片放在桌面上，示意动物在睡觉。

2. 教师示意孩子听，什么在叫啊？“喔—喔—喔—起床啦”，家长听到公鸡叫声后，操作公鸡起床，并表达“我听到喔—喔—喔的叫声了”。

3. 家长示范当公鸡，模仿公鸡叫声后，让孩子叫睡觉的动物起床。

4. 孩子当公鸡，教师做出睡觉的姿势，当听到孩子模仿公鸡叫声后，就起床。再以同样的方式叫醒家长起床。

（三）言语交际训练

在听力障碍儿童听觉能力训练和言语能力训练的基础上，训练听力障碍儿童在听说过程中使用一些规则和技巧，如自主聆听、电话聆听、噪声环境下聆听等。言语交际训练的目的是培养听力障碍儿童的交流沟通意识，鼓励他们使用尽可能多的交流方式，逐步掌握交流沟通的基本技能。

自　测　题

A1型题

1. 新生儿听力筛查常用的是（　　）
   A. 听性脑干反应　　B. 声导抗测试
   C. 行为观察测听法　　D. 耳声发射
   E. 视觉强化测听

2. 根据2011年《残疾人残疾分类和分级》标准，重度聋是指平均听力损失在（　　）
   A. ＞90dB HL　　B. 81～90dB HL
   C. 61～80dB HL　　D. 41～60dB HL
   E. ＞80dB HL

3. 下列哪项不属于传导性聋的常见病因是（　　）
   A. 耵聍栓塞　　B. 先天性外耳道闭锁
   C. 听神经瘤　　D. 中耳炎
   E. 中耳听骨链缺失

4. 人工耳蜗植入过程不包括（　　）
   A. 术前评估　　B. 植入手术
   C. 运动康复　　D. 术后训练
   E. 语言康复

5. 人工耳蜗植入是将声信号转换为电信号直接刺激（　　）
   A. 鼓膜　　B. 镫骨肌
   C. 听骨链　　D. 听神经末梢
   E. 前庭窗

6. 听力障碍儿童辨音训练不包括（　　）
   A. 声音的时长　　B. 声音的频率
   C. 声音的响度　　D. 语速
   E. 声音的有无

7. 培建听力障碍儿童的听觉能力，正确的顺序是（　　）
   A. 声音的分辨　声音的察知　声音的识别　声音的理解
   B. 声音的察知　声音的分辨　声音的识别　声音的理解
   C. 声音的识别　声音的察知　声音的分辨　声音的理解
   D. 声音的察知　声音的识别　声音的分辨　声音的理解
   E. 声音的察知　声音的理解　声音的识别　声音的分辨

（李凌雁）

第3章 失语症

第1节　失语症的概述

案例 3-1

患者，女，65岁，初中文化。因“不能言语6h”收入院。患者入院前6h情绪激动后突发不能言语，尚能理解他人语言，可正确执行命令，无偏侧肢体无力等。测血压140/90mmHg，口服降压药后症状无改善。3h前送至我院，行头颅CT示左侧额叶脑出血，量约10ml。既往高血压病史10年，最高160/90mmHg，规律服药，未规律监测血压。

言语情况：神清，有应答，听理解能力相对保留，非流利性口语，语量减少，能表达自己及家人名字、简单常见词语等，但有较长停顿，复述能力差，自发命名困难，语音提示后稍好转。

问题：1. 该患者的失语症属于哪种类型？

2. 失语症需要做哪些方面的评定？

一、失语症的定义和病因

（一）定义

失语症（aphasia）是大脑由于损伤所致的一种获得性语言障碍，表现为语言理解、语言表达、阅读、书写、复述、命名等能力不同程度受损。

（二）病因

1. 脑血管病　包括脑卒中、脑血管瘤等，其中脑卒中是失语最常见的病因。

2. 脑外伤　因外伤部位不同，失语症状表现各异。如颞叶外伤多出现感觉性失语，可伴有视野下象限同侧偏盲。

3. 脑肿瘤　大多数脑肿瘤患者起病初期的失语症状多为暂时性发作，其中命名性失语症与表达性失语症是脑肿瘤失语中最常见的持续性症状。

4. 其他　额颞叶痴呆（Pick）病及阿尔茨海默病引起的失语症均伴随智力衰退；脑组织炎症、脑型疟疾、脑型血吸虫病也可引起失语。另外，一些感染性疾病如伤寒、肺炎等也可出现暂时性失语。

二、失语症的语言症状

（一）听理解障碍

1. 语义理解障碍　患者能正确辨认语音，但对词义不能理解。根据失语症轻重程度可表现为：①不能理解结构或内容复杂的长句或篇章；②对自己不熟悉、不常用的名词或短语理解困难，或仅对动词理解困难；③对日常生活的高频词也不能理解，如常用物品名称或简单问候语等。

2. 语音辨识障碍　听力正常，能够听到语音，但不能辨认其意义。听到对方说话时，患者会表示听不懂，听到的是嘈杂音或不断让对方重复、反问，给人一种听不见或听不清的感觉，典型的情况称为纯词聋，是临床上偶见的接受障碍。

（二）口语表达障碍

1. 语音障碍　是在没有发音器官的运动障碍情况下，不能发出想表达的音，多用言语失用和语音性错语等来描述，刻意表达的语言及模仿的语言通常不如随意说出的语言发音更准确，可伴随音调错误及韵律失调。

2. 说话费力　自发语非流畅，呈电报式发音。多在选择或运用词语时出现，一般与语音障碍有关，可伴随呼吸节律异常，常能从患者的面部表情或身体姿势看出费力的表现。

3. 错语　指所讲出的话不是本来想说的，而是一些不正确的替代词。①语音错语：词中音素与别的音素置换，产生音位错误的错语，如将“白菜”说成“白袋”；②语义错语：又称词性错语，是指用有意义的词替代目标词，一种是与目标词有关联的词置换，如将“牙刷”说成“牙膏”；另一种是与毫无关联的词置换，如把“鞋子”说成“靶子”；③新语：是指用无意义的词或自创新词来替代目标词，如把“吃饭”说成“饭要”。

4. 杂乱语　在表达时，大量错语混有新词，缺乏实质词，使表达杂乱无章，难以理解。

5. 命名障碍　指面对物品或图片却不能说出物品及动作等的名称。当患者找不到恰当的词语，而以描述物品的形状、颜色或用途，用累赘的话语来阐述他们想要表达的意思称为迂回现象。

6. 找词困难　患者在对话时产生恰当的词困难或不能，给人一种话到嘴边说不出来的感觉。找词困难会影响言语的流畅性，是失语症常见的症状之一。

7. 刻板语言　自发语呈单调刻板的音素或音节，任何回答都以不断重复的刻板语来应答，如“哒”“哒”等，多见于病情较重的患者。

8. 持续性语言　语言表达残存的现象，表现为持续重复同样的词或短语。当话题转移时仍在重复上一话题的内容。

9. 模仿性言语　机械地复述，非应答性言语，与理解障碍有关。

10.语法障碍　不能将词按语法规则有组织地连接在一起。①失语法：指字词间缺乏语法联系，名词、动词罗列讲出，虽能表达一定的意思，但不完整，如电报式用词。②错语法：指句子中的实意词、虚词等存在，但用词错误，语法结构、层次混乱，如“公园孩子玩去妈妈带”。

11. 偶然性言语　某种情况下偶然发生但不能随意再现，如激怒时的咒骂语。

12. 复述障碍　患者不能准确地重复检查者说出的词句。

（三）阅读障碍

阅读障碍包括阅读理解障碍和朗读障碍，可同时出现，也可单独出现。表现为形、音、义失读，形、音失读，形、义失读。

（四）书写障碍

书写的形式及内容有多种，包括自发书写、序列性书写、抄写、听写及叙述书写等。书写障碍表现为书写不能、构字障碍、象形书写、镜像书写、惰性书写、书写过多、语法错误等。

第 2 节　失语症的分类及临床特征

一、外侧裂周失语综合征

外侧裂周失语综合征是由大脑外侧裂周围区病变引起的失语综合征。该综合征的共同特点是均有复述障碍，包括表达性失语、感觉性失语和传导性失语。

（一）表达性失语

表达性失语（Broca aphasia）又称运动性失语，是临床常见的失语症类型。

1. 临床症状　表达障碍明显重于理解障碍。自发语呈非流畅性，在口语表达方面说话量少、讲话费力、语言贫乏和缺乏语法词而呈电报式言语，严重时表现为无言语表达状态，有命名和找词困难，但给予词头音提示，常可引出正确反应，且患者大多有复述障碍，尤其在复述长句子时更加明显。有错语，语音性错语较多，多伴有韵律失常。理解障碍相对较轻，可理解词语，在长句子和执行口头指令时有困难，复杂句的理解也有困难。患者的阅读及书写存在不同程度的障碍，其中语法错误明显。此外，表达性失语常伴有面-口失用、右侧偏瘫、上肢的障碍通常重于下肢，也有部分患者伴有观念运动性失用。

2. 发病部位　传统观点认为表达性失语位于优势半球额下回后部1/3的Broca区。但近些年有观点认为引起持续表达性失语的病灶部位大于Broca区，或单纯的Broca区病变，或包括皮质下的小病灶，不产生失语，至少不产生持续性失语，仅产生短暂的言语障碍。

（二）感觉性失语

感觉性失语（Wernicke aphasia）又称接受性失语（receptive aphasia），是被广泛公认的一种失语症。

1. 临床症状　感觉性失语是具有代表性的流畅性失语，由于听理解障碍严重，表现为答非所问。在口语表达方面语量正常或过多，甚至出现强迫语言，滔滔不绝，需要阻止才能停止，有时可见“持续”现象，即前一个话题结束后，进行下一话题时，患者仍在重复前一话题内容。表达内容多为语义错语、新语混合在一起，杂乱语明显，缺乏实质词或有意义的词，语言无法被理解，且有时患者也不知自己在说什么，伴有命名障碍和找词困难，复述能力较好。在阅读理解和书写上均有明显障碍，其中听写障碍最明显，由于严重程度不同，理解能力有不同程度的保留。感觉性失语患者缺乏对疾病的自我意识，通常预后不佳。

2. 发病部位　主要位于大脑优势半球颞上回后部1/3的Wernicke区或在大脑外侧裂的后下缘，以颞上回、颞中回的后半部分为中心区域。理解障碍的严重程度及预后与Wernicke区受损范围大小呈显著相关关系。

（三）传导性失语

传导性失语（conduction aphasia）的失语特征为复述障碍。

1. 临床症状　口语表达为流畅性，其特点为复述障碍较其他理解与表达障碍更明显。在自发语、命名、复述和朗读均表现为错语，多为语音错语，自身可感知错误，并进行自我纠正，故有犹豫、口吃的现象，所以听起来似非流畅性失语，但说话不费力，发音及语调正常，有语法词及完整短语或短句，可根据前后内容理解患者的说话大意。传导性失语一般预后良好，大多可恢复到正常交谈。

2. 发病部位　目前仍有争议，公认的病灶部位以缘上回皮质和（或）皮质下为主，岛叶皮质下（含弓状束）次之。

二、经皮质失语症

经皮质失语症又称分水岭区失语综合征，是分水岭区病变引起的失语症。特点是复述相对保留，因病变部位不同，临床表现不同。经皮质失语症可分为经皮质感觉性失语、经皮质运动性失语、经皮质混合性失语。

（一）经皮质运动性失语

经皮质运动性失语（transcortical motor aphasia）有运动性失语的一些表现，复述能力更强。

1. 临床症状　口语表达为非流畅性，自发言语少，对刺激会做出相应简单的反应，复述较好。听理解和阅读理解能力都相对保留。与表达性失语的主要区别在于此类患者可复述较长的句子，且阅读理解能力通常更好。该类型的患者书写多会受到影响，音读、命名能力存在差异。

2. 发病部位　在优势半球额叶Broca区的前部及上部，也可累及额下回中部或前部、额中回后部或额上回。

（二）经皮质感觉性失语

经皮质感觉性失语（transcortical sensory aphasia）类似于感觉性失语，同样表现为严重的听理解障碍，但障碍程度较感觉性失语轻，复述能力保留。

1. 临床症状　在口语表达方面，自发言语表达流畅，但错语较多，有命名障碍，复述能力好，甚至存在学语现象，即虽然不知道对方在说什么却反复重复对方所说的话。在理解方面，听理解及阅读理解都存在明显障碍，可以出声读词但通常不理解，系列语言尚好，有完成现象，如数数、背诗词等，可以接着提示往下说。书写障碍主要表现为听写与自发书写困难，有构字障碍，错写明显。

2. 发病部位　病变累及优势半球的顶、颞部，或颞顶分水岭区，或后颞顶结合区。

（三）经皮质混合性失语

经皮质混合性失语（mixed transcortical aphasia）也称孤立性失语，是少见的失语综合征，可以看作是经皮质运动性失语和经皮质感觉性失语并存，发生率低。

1. 临床症状　口语表达为非流畅性，自发言语少，完全不能构成可表达意思的语言，甚至仅为刻板重复，或仅限于全部或部分模仿检查者说的话，其最突出的特点也是只保留了复述能力，但命名困难。听理解严重障碍，阅读、书写严重障碍或完全不能。

2. 发病部位　一般认为病变部位为优势半球分水岭区大片病灶，导致传统的Broca区和Wernicke区被孤立起来，而Broca区和Wernicke区及连接两者的区域没有受到损害。

三、完全性失语

完全性失语（global aphasia）指患者的所有主要语言功能都受到严重损伤，听、说、读、写严重障碍或完全丧失。

1. 临床症状　口语表达属于非流畅性失语，自发性言语极少，仅会说个别单词或刻板语，命名、复述、读词不能，有部分患者可说出系列语。在听理解、阅读理解方面均严重障碍，即使能理解也是极少数单词，且依赖交流对象的手势、面部表情和环境获得交流信息。完全性失语的患者语言障碍重，预后差，只有极少数患者可以恢复至Broca失语的临床表现。

2. 发病部位　多数学者认为是大脑优势半球外侧裂周围的语言区域受到广泛损害，且患者多伴有右侧偏瘫、偏盲及半身感觉障碍。

四、命名性失语

命名性失语（anomic aphasia）又称遗忘性或健忘性失语，是指在脑部疾病早期即出现的以命名障碍为唯一表现或主要表现的失语。

1. 临床症状　属于流畅性失语，主要表现为自发性找词困难，命名不能，不能说出对应的人名或事物的名称，表达低频词时表现得尤为明显，有错语，常表现为迂回语言。其他理解、复述、书写等能力均保留，预后较好。

2. 发病部位　一般认为在优势半球的角回和颞中回的后部或颞枕结合区，目前很难找出单一病灶，也有报道在优势半球颞叶后部颞顶结合区。

五、皮质下失语

皮质下失语可表现为多种失语症类型，所以又称为非典型失语。其语言障碍程度常较经皮质失语症轻，词汇记忆障碍通常较突出，复述能力相对保留，但不同类型有其较为特征性的语言障碍特点。

（一）丘脑性失语

丘脑性失语（thalamic aphasia）是由局限于丘脑的病变引起的失语。

1. 临床症状　急性期多缄默、音量小、声调低、发音尚清晰、言语尚流畅，自发言语量减少，常见错语，尤其是动词性错语，在表达方面以错语、持续言语及命名障碍为主，复述相对保留，但长句子复述困难。听理解多保留单词及简单句水平，对长句子、复杂句理解困难，出声读较好，但阅读理解相对较差，有不同程度的书写障碍。此外，优势侧丘脑腹前核及腹外侧核病变常可导致短暂失语综合征，预后较好，几周即可恢复但留下不同程度的命名障碍，个别严重者可见语言障碍程度自发性波动，丘脑损伤可产生语言感知水平的功能障碍。

2. 发病部位　丘脑性失语的病变部位主要是丘脑。

（二）基底核性失语

基底核性失语（basal ganglion aphasia）多由尾状核头、壳核、内囊前肢病变所致。其言语会话表现在流畅性与非流畅性失语之间，被称为中间型，国内失语症研究发现此类失语最多见。

1. 临床症状　口语表达中自发性言语欠流利，病变靠前倾向非流利，病变靠后倾向流利；存在语义性错语，命名障碍，复述较好，但发病初期，尤其损害面积较大时，也有复述障碍，随着病情好转，复述能力恢复较快，对长句复述较差。发音受影响，发音过弱、音韵、音律障碍，字音或语调发音不准，但不偏离原音位。在理解方面，听理解有不同程度的损伤，对较复杂的长句和口头指令执行有明显障碍，阅读理解困难，其性质与听理解障碍相似。书写障碍明显，少数可进行命名书写。

2. 发病部位　基底核性失语的病变部位主要是基底节内囊区。

六、纯 词 聋

纯词聋（pure word deafness）是一种少见的综合征，最先由Kussmaul（1877）提出，用于描述不能理解言语但言语产出及读写能力保留的患者。其障碍性质属于失语症还是听觉失认仍有争议，有观点认为纯词聋不是真正的语言障碍，而是感觉传递问题，在将听语言刺激传入皮质区以解释其意的能力上有障碍。

1. 临床症状　听理解严重障碍但没有任何其他失语症状。该类型的患者听力正常，能识别非语言声音，仅对语言声音有听觉失认，不能理解也不能复述口头语言，所以有严重的复述障碍、听写障碍，但可以正确阅读及理解文字语言，自发谈话正常或偶有语音性错语，随着病程延长，错语明显增加，以致他人难辨其意。

2. 发病部位　有两种情况，一种为双侧颞上回损伤或双侧听觉辐射投射到颞后上回的联络纤维损伤，另一种为左侧颞叶后部皮质下组织，左半球后颞叶深部，累及颞横回或侵犯携带听纤维进入初级皮质的纤维，而Wernicke区及听联合皮质不受累。有学者发现左侧颞叶病灶均侵犯同侧侧脑室壁。

七、纯 词 哑

纯词哑（pure word dumbness）又称构音性失用或言语讷吃，是一种罕见且独特的言语障碍综合征，其特点是口语表达障碍严重，理解能力及文字表达等语言功能均正常。

1. 临床症状　急性起病，起病开始发声不能或仅有少量构音不清及低调的口语，复述、命名、朗读均不能或存在障碍，几日或几周后可发声，但语速慢、费力、音调低，语调不正常，偶有音素替代。自发语开始为电报式，但大多可说出全句，尽管发音不清，仔细辨认可发现语句语法结构完整，用词正确。口语及文字理解功能正常。有部分患者书写存在轻度障碍，有漏字、替代或构字障碍，由于书写能力较口语表达能力好得多，多用书写替代交流。

2. 发病部位　纯词哑的病变部位主要是左半球中央前回下部、额下回后部皮质和皮质下；也有报道病变部位可在右侧额叶。

八、失 读 症

失读症（alexia）是指阅读者对书面语言文字的理解能力丧失或受损，可伴或不伴有朗读障碍，Benson将失读症分为失读伴失写、失读不伴失写（纯失读）、额叶失读症、失语性失读四种类型，除纯失读外其他三种均伴有不同程度的失写、命名等其他言语功能障碍（表3-1）。

表3-1 三种主要失读症的表现和鉴别

项目		失读伴失写	失读不伴失写	额叶失读症
文字	阅读	完全失读	音读失读为主	字母失读为主
	书写	除抄写外严重失写	无	严重失写包括抄写
	字母命名	严重失命名	相对完整	严重失命名
	词理解	不能	好	部分保留
	出声读	不能	好	差
有关表现	口语	流畅性失语	正常	非流畅性
	运动	轻度麻痹	正常	偏瘫
	感觉	半身感觉障碍	正常	轻度感觉丧失
	视野	有或无视野障碍	右侧偏盲	通常正常
	格斯特曼综合征	常有	无	无

1. 临床症状　失读症是阅读加工早期的损伤，不能分辨字形词形信息，不能认字，自主书写无困难，不能自行认识和读出自己或别人写的字，且伴有抄写障碍，但无视力障碍，纯失读的患者常伴有偏盲或视野缺损。

2. 发病部位　对于纯失读的病灶常在左侧枕叶距状区或外侧膝状体至距状区的视觉通路上，以及胼胝体压部或紧邻压部外侧白质，其他类型失读症由不同的病变部位表现出不同的语言功能障碍。

九、失　写　症

失写症（agraphia）是指脑损伤引起的原有书写功能受损或丧失，不同部位脑损伤导致不同形式的失写症。Benson等将失写症分为失语性和非失语性，其中纯失写是指除书写障碍外其他的语言功能正常或接近正常，属于失语性失写。

1. 临床症状　失语性失写与非失语性失写虽然都存在书写障碍，但由于损伤部位不同，表现形式也有区别，如失语性失写分为非流畅性失写、流畅性失写、失读伴失写、格斯特曼综合征、深层失写症、分离性失写症、精神错乱状态失写症及纯失写症，其中纯失写表现为视觉控制下的手运动缺陷而导致单纯书写功能的障碍。

2. 发病部位　纯失写症多为左顶叶病变，也有其他部位病变引起纯失写的报道，因此对是否存在Exner书写区存在争论。

第3节　失语症的评定

一、失语症的评定方法

（一）我国常用的失语症评定法

我国常用的失语症评定法为中国康复研究中心汉语标准失语症检查（CRRCAE）。该检查包括两部分内容，第一部分是通过让患者回答12个问题了解其言语的一般情况，第二部分由30个分测验组成，分为9个大项，包括听、复述、说、朗读、阅读、抄写、描写、听写和计算。分测验按顺序从第一部分开始，但计算、听、说、阅读4大项目之间从哪一项开始均可。因为检查目的为测试出患者言语的真实水平，而不是为了引出正确答案，所以每项分测验均有严格的指导语，以确保刺激条件的一致性。每个项目限定患者的反应时间，超过后必须提示，提示方法及次数也有严格的规定。

在检查过程中必须做详细的记录，如实记录患者反应、身体姿势、表情等，以便为之后的诊断及训练提供信息。同时也要记录检查人员提示的内容、位置及提示前后患者的反应。除了列名、计算之外均采用6个等级评价。其中5、6级为正答，1～4级为误答，未达4级必须提示。检查完成后，根据6个等级检查结果进行总结，根据5、6级的数计算出正确率，以百分数的形式在检查成绩页上绘出失语症曲线，对患者的反应时间和提示方法都有比较严格的要求，除此之外，还设定了中止标准。另外，还要整理出检查中患者是否有以下言语表现：①构音障碍；②言语失用；③探索行为；④错语；⑤无意义语；⑥韵律；⑦语法障碍；⑧说话量；⑨镜像文字；⑩自己更正；⑪持续记忆；⑫愿望；⑬易疲劳性；⑭注意力。

此检查只适合成年失语症患者，使用此检查前要掌握正确的检查方法，应该由参加过培训或熟悉检查内容的检查者来进行检查。CRRCAE在评价患者的训练效果方面具有较好的信度及敏感度，其总分在反映失语症严重程度方面具有较好的有效性，可以作为失语症患者的临床和语言康复中量化的指标，但需注意复测时间，一般间隔3～4周进行再评价，以了解患者康复情况并调整训练。

此外，我国常用的失语症评定法还有北京医科大学汉语失语成套测验、北京医院汉语失语症检查、临床汉语测定法、汉语失语心理语言PACA、失语症相关神经心理学测验等方法。

（二）国际常用失语症评定法

1. 波士顿诊断性失语检查（Boston dia-gnostic aphasia examination，BDAE） 是失语症的权威性检查方法之一，是目前英语国家普遍采用的标准失语症检查法。

BDAE 的目的是：①确定失语症的诊断和失语症的类型；②广泛测定语言功能水平，以确定起始水平和监测恢复过程中的变化；③全面综合评价患者的语言功能和恢复倾向，并用以指导治疗。

原版BDAE检查工具是由2张图片、6个范畴词的图片和1张情境图及字卡构成，图片中的有些情景内容、拼音文字不全适用于我国的人文背景、文字特点，使该测验在我国的实际应用中受到限制。因此经过多年的临床研究后，在引进原版检查技术的基础上，按我国的实际情况进行修订，制订分级标准，保留27个分测验，分为5个大项：会话和自发性语言、听觉理解、口语表达、书面语言理解、书写；设定了测验常模，形成了波士顿诊断性失语检查汉语版。BDAE能详细、全面测出各种语言模式的能力，但是检查费时，评分困难。它涵盖的严重程度分级在临床中常被单独使用。

2. 西部失语症检查（WAB） 又称西方失语成套测验。此检查法是依据波士顿诊断性失语检查修改后的短缩版，相较波士顿诊断性失语检查，WAB简短实用，可量化，1h内即可完成，而且可单独检查口语部分，根据检查结果进行分类，鉴别流程清晰，受民族和文化背景影响小，是目前西方国家流行应用的一种失语症评估方法。此检查法的内容除了检查失语症，还包括视空间功能、非言语性智能、结构能力、计算能力等非语言功能内容的检查。

该检查法可以通过计算失语商反映失语症的严重程度，也可以通过语言各个分项的计分反映出失语症的不同类型，并且可以通过计算操作指数和大脑皮质指数反映出大脑的非言语功能。WAB常用于科研工作，较少应用于临床。

3. Token测验 又称代币测验，适用于检查失语症患者言语理解能力，对极轻微的，甚至潜在的失语症病例有诊断意义，对于潜在的感觉性失语是一个敏感的测验。

Token测验使用20个标志物，让患者指出、触摸或挑出相应的标志物，测验由逐渐加长和逐渐增加难度的指令组成。内容包括系列难度不等的语言性指令，要求被试者去完成使用2种形状（圆形和正方形）；2种尺寸（大和小）；5种颜色（红、蓝、黄、白、黑）共20个硬质、厚片状的标志物（塑料或木质）。做测验时，把它们水平排成4排，顺序为大圆形、大方形、小圆形、小方形，颜色按固定顺序排列。测验从最简单的指导语开始，然后进入到包含两个和三个属性的指导语，最后是更复杂的包含不同动词、介词或副词的复合句指导语。让患者指出、触摸或挑出相应的标志物。测验的特点是检查患者的口语理解和抽象能力，识别3个属性（大小、形状、颜色）为标志的一个特殊标志物的抽象能力和对口语语义复杂性的理解能力。故患者有色盲、视觉空间认知障碍、色彩认知障碍，不适合进行Token测验。

此外，国际常用的失语症评定法还有日本标准失语症检查、Henry Head测验（1926）、双语失语症检测法、日常生活交流能力检查、明尼苏达失语鉴别诊断测验、Porch交流能力指数测试、功能交流概貌测定等方法。

二、失语症严重程度分级

目前，国际上多采用波士顿诊断性失语检查法（BADE）中的失语症严重程度分级（表3-2）对失语症的严重程度进行分级。

表3-2 BADE失语症严重程度分级

分级	语言表现
0级	无有意义的言语或听觉理解能力
1级	言语交流中有不连续的言语表达，但大部分需要听者去推测、询问和猜测；可交流的信息范围有限、听者在言语交流中感到困难
2级	在听者的帮助下，可能进行熟悉话题的交谈，但对陌生话题常不能表达出自己的思想，使患者与检查者都感到进行言语交流有困难
3级	在仅需要少量帮助或无帮助下，患者可以讨论几乎所有的日常问题。但由于言语和或理解能力的减弱，使某些谈话出现困难或不大可能
4级	言语流利，但可观察到有理解障碍，但思想和言语表达尚无明显限制
5级	有极少的可分辨得出的言语障碍，患者主观上感到有点儿困难，但听者不一定能明显觉察到

三、失语症的评定报告

评定报告书非常必要，它是失语症评价结果的总结，是参加评价会的重要资料，也是制订康复治疗计划的重要依据。

治疗师对患者进行失语症评定后，书写评定报告，以便医师及康复小组的其他成员及时了解患者言语障碍的类型、程度、预后、需要训练的课题及短、长期目标和合并症等情况，使康复小组的其他成员亦能有针对性地为患者提供语言的康复指导。

失语症的评定报告要求内容简明易懂、重点突出，有合并症的要重点记录。不管采用哪种评定方法，评定报告均应重点报告患者的听、说、读、写等方面的情况。在评定时报告书中应记录的言语症状内容见表3-3。

表3-3 报告书中应记录的言语症状内容

项目	内容
听	有无听理解障碍及其水平（单词、短文、口头指示）、内容（高频率语、低频率语、语言的抽象度、文章的构造）是否与话题不同有关。单纯写作和谈话有无差别
说	有无自发性言语及其语量，是否有一定程度的系列语，说话水平（音节、单词、句子、文章）及其内容（提供的信息量）如何，语言的流畅度，有无错误构音，有无命名困难（迂回、延迟、不能），有无错语（语音性、词义性、新语），有无复述障碍及其水平（音素、单词、句子），有无回响语言，刻板语言，有无语法障碍
读	有无阅读理解障碍及程度（与听理解相比较），有无影响阅读的因素（运动、视觉）
写	有无书写障碍（自发性书写、抄写、听写），有无影响书写的因素（运动、视觉、听觉）
计算	是否保留数的概念，笔算水平（加、减、乘、除），注意因失写（数字）造成笔算水平衡量的失误
合并症的问题或可疑症状	有无构音障碍，以及行为、认知、运动、听力、视觉等异常。检查认知障碍的有无和程度
一般问题	有无脑功能低下，注意力是否集中，检查态度（配合、拒绝）如何。耐受能力（疲劳度），有无可能出现的其他问题

评定报告中除上表记录的要点外，还应做出言语障碍的诊断报告、言语治疗的目标（短期、长期）、疗效和预后、言语治疗的计划及课题项目。

四、失语症的训练目标

根据对失语症的评定结果，综合分析，推测其预后，设定长短期目标，制订治疗计划。

1. 长期目标　其设定是对失语症终极预后的推测，即患者最终可能达到的交流水平，主要根据BDAE失语症严重程度分级来设定长期目标（表3-4）。

表3-4　不同严重程度失语者长期目标

程度	BDAE严重程度分级	长期目标
轻度	4级、5级	改善言语能力，力争恢复就业，满足职业需要
中度	2级、3级	充分利用残存功能，在交流上做到基本自如，满足社区内需求
重度	0级、1级	充分利用残存功能和代偿方法，进行简单的日常交流，尽量满足家庭需要

2. 短期目标　是指患者在短期内可能达到或改善的语言功能，可根据长期目标和患者的具体情况选定治疗方案，拟定一周或一个月应达到的进度或水平。一般是以较现有功能提高一个阶段为短期目标，要求达到的目标不能设置太高、超出预期水平（表3-5）。

表3-5　失语症的短期目标（举例）

失语程度	时间	目标
重度	两周	能运用交流板进行最基本的日常交流，如大小便、吃、喝、睡、起床等
	两周	能完成高频名词（如苹果、汽车、狗等）的图、词匹配
	一个月	能运用手势语及姿势语表达简单的意思，如再见、喝水

第4节　失语症的治疗

由于失语症是一种语言障碍，表现为不同程度的听、说、读、写、计算及应用手势等多种语言模式损伤，也会出现伴随失语的认知功能、记忆、逻辑思维、注意力的改变，因此，其治疗为综合性的治疗方法。临床上有针对以改善语言功能为目的的治疗方法，如Schuell刺激法、阻断去除法、功能重组法、脱抑制法、非自发性言语的自主控制等；也有针对以改善日常生活交流能力为目的的治疗方法，如交流效果促进法、功能性交际治疗方法、小组治疗等。近年来随着现代技术的发展，计算机辅助治疗失语症逐渐被大家重视。还有一些辅助治疗方法如针灸、高压氧治疗、经颅直流电刺激、经颅磁刺激及家庭支持训练和指导也为失语症治疗提供了更多选择。

治疗师在选择治疗方法时要全面考虑，既要考虑语言康复机制，利用功能重组等手段充分调动患者存在的康复潜力，又要利用汉语的语言特点设计易于患者接受的康复方案，还要根据其不同类型及程度进行个体化康复设计，适当应用计算机辅助治疗增加治疗效果。重度失语症或治疗早期以建立有效的沟通手段为目的，应用辅助及代偿手法为主；轻、中度失语症则以直接语言功能训练为主。

总之，失语症患者的治疗目标是利用各种方法促使失语症患者尽可能地恢复语言功能，最大限度地恢复其日常生活交流能力，不能拘泥于使用单一手段。

一、概　　述

（一）失语症治疗的适应证及禁忌证

适应证：原则上所有失语症患者都是失语症治疗的适应证。

禁忌证：明显意识障碍、情感、行为异常等精神疾病、重度痴呆、全身状态不佳、拒绝或无训练要求、一段时间训练后已达到相对静止状态的失语症患者。

（二）失语症治疗的时间安排

1. 开始时间　原发疾病不再进展，生命体征稳定后48h，即可开始进行早期语言康复治疗（床边），此时患者格拉斯哥昏迷评分（GCS）评分应＞8分。当患者能保持独坐位30min以上时，训练可转移到语言治疗室进行。并使患者及家属充分了解其障碍和训练的有关情况，以便积极配合训练。发病3～6个月为失语症言语功能恢复的高峰期，但对发病2～3年后的患者，如果坚持系统、强化的言语训练，仍然会有不同程度甚至明显的改善。

2. 训练时间安排　最好每周不少于3～4次训练，每日视患者病情可安排1～2次，每次训练30～60min为宜。当患者精神状态良好时，可适当延长训练时间（延长训练时间最好≤60min），精神状态差时，应缩短训练时间或终止训练。

（三）失语症治疗的环境及工具

最理想的是在有隔音设施的房间，以减少对患者听觉的干扰。房间面积一般10m^2即可。治疗室内的照明、温度应适宜，通风要好。训练时应尽量减少人员走动，以减少对患者的视觉干扰。

失语症治疗工具包括录音机、节拍器、镜子、秒表、压舌板、喉镜、单词卡、图卡、短语卡、短文卡、动作画卡、情景画卡、各种报刊、书籍、彩色纸张、颜料、各类笔纸及常用物品与文字配套的实物，有条件可备电脑语言训练系统。

（四）失语症治疗的训练方式

1. 个体训练　即一对一训练方式，为失语症治疗的主要形式。此训练方式可使患者注意力集中，情绪稳定，而且刺激条件容易控制，训练课题针对性强，可以及时调整。但该训练方式使患者的交流环境和对象局限且特定，不利于与现实生活的实际情景衔接。

2. 自主训练　是指患者自己进行的语言训练。自主训练中可选择图片或字卡进行命名、造句等练习或书写练习；利用录音机进行复述或听写等练习；亦可以用电脑语言训练系统，由语言治疗师进行评价和确定训练程序后，让患者自主训练。该种训练只适合康复欲望高，有较好的自我判断、自我纠正及自我控制能力的患者。

3. 集体训练　选择不同类型和程度的失语症患者，以小组形式进行训练，一般3～5人，由言语治疗师带领，可有心理治疗师、作业治疗师、社会工作者、护士等共同参与，设定某一课题目标，进行自我介绍、打招呼、唱歌、猜画、击鼓传花、成语接龙等适合群体进行的课题项目。此训练比个体训练灵活、轻松，更能促进患者的交流能力，患者之间可进行心理、情绪支持，有效提高患者实际交际能力。

4. 家庭训练　是指言语治疗师将评价及治疗计划介绍给患者家属，教会家属训练技术，逐渐过渡到在家庭中由家属训练患者的治疗形式。

（五）失语症治疗的注意事项

1. 训练中要确保交流效果，即言语治疗师与患者之间的交流必须是有效的。

2. 训练中要密切观察患者的病情变化，如有异常，应立即处理。

3. 训练中应尊重患者，让患者对言语障碍有正确的认识，注意正面引导，不要直接否定，以增强患者的自信心，提高训练欲望。

4. 给家属进行针对性的指导，以促进失语症治疗的效果。

二、失语症的综合治疗

通过听觉刺激、视觉、手势和文字图案等帮助患者理解语言，以获得有益的语言刺激，促进理解和表达能力，最大限度地利用残存交流能力，与别人建立有效沟通。

（一）Schuell刺激法

Schuell刺激法即舒尔刺激法或传统刺激法，对损害的语言符号应用强的、控制下的听觉刺激为基础，最大限度地促进失语症患者的语言再建和恢复。Schuell刺激法是各种失语症治疗方法的基础，应用最广泛。

1. 治疗原则 针对患者某一损伤的语言功能，给予某种刺激，使患者做出反应，对正确反应进行强化，错误的进行更正，即刺激—反应—强化（表3-6）。

表3-6 失语症Schuell刺激法的主要原则

刺激原则	说明
利用强的听觉刺激	是刺激法的基础，因为听觉模式在语言过程中居于首位，而且听觉模式的障碍在失语症中也很突出
适当的语言刺激	采用的刺激必须能输入大脑，因此要根据失语症的类型和程度，选用适当控制下的刺激。难度上要使患者感到有一定难度但尚能完成为宜
多途径的语言刺激	多途径输入，如给予听觉刺激的同时给予视觉、触觉、嗅觉等刺激（如实物），可以相互促进效果
反复利用感觉刺激	一次刺激得不到正确反应时，反复刺激可能可以提高其反应性
刺激应引出反应	一项刺激应引出一个反应，这是评定刺激是否恰当的唯一方法，它能提供重要的反馈而使治疗师能调整下一步的刺激
正确反应要强化及矫正刺激	当患者对刺激反应正确时，要鼓励和肯定（正强化）。得不到正确反应的原因多是刺激方式不当或不充分，要修正刺激

2. 治疗程序 内容包括刺激条件、刺激提示、评价及反馈。利用听觉、视觉和触觉等刺激，但应以听觉刺激为主。在重症患者常采取听觉、视觉和触觉相结合的方式，然后逐渐过渡到听觉刺激。治疗课题的选择必须由评定结果来确定，其中要考虑到患者日常生活交流的需要，以及个人的背景和兴趣爱好，遵循由易到难、循序渐进的原则。在给患者一个刺激后，应引出患者的一个反应，当患者正答时给予正强化，误答时给予负强化。当患者在设定的时间内无反应或部分正答时需要进行提示，提示可用描述、手势、词头音和文字等方法。治疗中应对患者的反应做客观记录，延迟反应的正答和自我更正均记为正答。治疗课题连续3次正答率＞80%时，可更换或升级治疗课题，连续无反应或误答且提示无效时应降级治疗课题。

3. 治疗课题的选择

（1）按语言模式和失语程度选择训练课题。轻症者可直接以改善其功能为目的，重症者重点在激活其残存功能或进行实验性治疗。不同语言模式和失语程度的训练课题选择可见表3-7。

表3-7 不同语言模式和失语程度的训练课题选择

言语症状	障碍程度	训练课题
听理解	重度	词、图或词、文字匹配，是、非反应
	中度	听短文做是或非回答，正误判断，执行口头命令
	轻度	在中度的基础上，文章篇幅更长，内容更复杂
口语表达	重度	复述（音节、单词、系列语、问候语）、称呼（日常用词、动词命名、读单音节词）
	中度	复述（短文）、读短文、称呼、动作描述（情景画、漫画说明）
	轻度	事物的描述，日常谈话
阅读理解	重度	字、图或词、图匹配（日常物品、简单动作）
	中度	情景画、动作、句子、文章配合，执行简单的文字指令，读短文回答问题
	轻度	执行复杂的文字指令，读文章后回答问题
书写	重度	临摹、抄写、自发书写（姓名）、听写（日常生活用品单词）
	中度	听写（单词、短文），动作书写
	轻度	听写（长文章）、描述性书写、日记、信件

续表

言语症状	障碍程度	训练课题
计算	重度	数的概念，一位数加减法
	中度	增加位数及乘除计算
	轻度	应用题、计算题、钱的计算

（2）按失语症类型选择训练课题。不同类型失语症的训练课题选择见表3-8。

表3-8 不同类型失语症的训练课题选择

失语症类型	训练课题
命名性失语	口语命名，文字称呼
表达性失语	口语表达，文字表达
感觉性失语	听理解，复述，会话
传导性失语	复述，听写，看图说话
经皮质感觉性失语	以感觉性失语课题为基础
经皮质运动性失语	以表达性失语课题为基础
完全性失语	视觉理解、听觉理解、口语表达、实用交流（手势、交流板的应用）
经皮质混合性失语	以完全性失语课题为基础

（二）去除阻断法

Weigl认为失语症患者的语言能力是基本保留的，只是运用语言的能力受到阻断，可以通过训练使患者重新获得语言的运用能力。此方法是基于功能重组理论，实施刺激来促进神经系统的功能重组。完全性、混合性等失语症患者因大脑损伤区域较多，适合用这种方法治疗。具体方法为：将未受阻断的较好的语言形式中的语言材料作为“前刺激”，引出另一语言形式中有语义关联的语言材料的正反应，而使“阻断”去除。强调不让患者有意识地注意学习的内容是什么，而在训练设计上，前刺激所运用的语言材料应与需去除阻断的语言材料在语言功能上有某种关联，并要求前刺激的语言形式应是完整保留的。如在词的语义理解训练中，针对文字理解保留的患者，可使用去除阻断法，也可用文字作为“前刺激”增强效果和提示。

其具体操作有单纯法和连锁法两种。单纯法为去除阻断的语言材料，直接或间接地包含在前刺激语言刺激中。特定的前刺激与需要去除阻断的语言形式的单纯组合即为连锁法。一般来说，单纯法见效快，但持续时间短；连锁法因多种功能的参与，效果好且持续时间长。

（三）功能重组法

Luria的功能重组法强调高度意识化的一般策略的训练，即利用外部手段的功能代替受损功能，意识化的手段在反复运用中逐渐内在化、自动化。该法分为系统内重组法与系统间重组法两种。

1. 系统内重组法　指受损功能系统内的各因素重组，共有2种方法。①将受损的功能降下一级水平进行训练，而减少障碍效果。例如，对重度运动性失语患者的表达训练内容，多为常用词水平之下的构音动作容易完成的音节；②逐渐对障碍活动进行有意识的分析。

2. 系统间重组法　为最有代表性的功能重组法，即运用正常的功能系统来协助受损功能系统的改善。

（四）旋律语调疗法

旋律语调疗法（melodic intonation therapy，MIT）于1973年开始出现，近年来逐渐被应用到临床。研究者发现音乐可以激活双侧大脑半球，口语表达和音乐存在共同激活区，口语表达的重音、音调和旋律模式由右大脑半球控制，熟悉的旋律可帮助我们回忆起已被遗忘的歌词或场景。此法主要包括两方面内容。

1. 用一些富有旋律的句子做吟诵训练，学会使用夸张的重音、音调、旋律来表达正常的语言，反复持续性地进行。

2. 左手有节律性地轻拍击。

此法可以促进非流畅性失语症患者的语言表达功能恢复，特别是在口语语量、流畅性及语言输出信息的正确率等方面都有明显的作用。可能与在激活右脑运动功能区的同时也激活了右脑的语言口语表达镜像区，并通过胼胝体等使语言功能的网络结构重建有关。主要适用于重度失语症及其他语言治疗效果不明显的患者，对重度感觉性失语也取得了明显疗效。

（五）脱抑制法

脱抑制法是指利用患者本身可能保留的功能，如唱歌来解除功能的抑制。

（六）非自发性言语的自主控制

该疗法是以失语症患者在非自主状态下产生的词语作为语言康复的基础，促使自发性词语正确反应的建立并让其进一步扩展，以达到自主控制的水平。此法主要用于皮质下失语症患者。

（七）交流效果促进法

交流效果促进法（promoting aphasics communication effectiveness，PACE）是促进实用交流能力的主要训练方法，由Davis和Wilcox创立，是目前国际上最得到公认的促进实用交流的训练方法之一。

1. 训练目的　利用接近实用交流的途径来刺激患者。

2. 治疗原则

（1）交换新的未知信息：表达者将对方不知的信息传递给对方。

（2）自由选择交往手段：利用患者口头表达的残存能力，如书面语、手势、画片、指点等代偿手段来进行交往，语言治疗师在传达信息时可向患者示范，且应使用患者能理解的适宜的表达手段。

（3）平等交换会话责任：表达者与接收者在交流时处于同等地位，会话任务应当是交替进行。

（4）根据信息传递的成功度进行反馈：当患者作为表达者时，语言治疗师作为接收者，根据患者对表达内容的理解程度给予适当的反馈，以促进其表达方法的修正和发展。

3. 适应证　适用于各种类型及程度的言语障碍者，应考虑患者对训练方法的理解。亦可应用于小组训练中。有一定语言功能，但实用性差者，还可以将方法教会患者家属进行家庭训练，但要清楚停止训练的标准。

在传统的训练法中，当患者传递不成功时，可等待治疗师提示和引导。而在PACE训练法中，治疗师也同样不知道刺激物的内容，只能依靠患者自身的能力，这种情况下患者可能感到压力过大。如患者已经习惯于传统的语言训练方法，而对PACE不理解，甚至反感、抗拒时，不应强制实施。

经过一段时间的训练（包括其他训练法），患者的语言能力已经超过应用此方法训练的水平，就应停止PACE训练。

（八）功能性交际治疗

功能性交际治疗（functional communication therapy，FCT）的目的是使患者重新建立沟通能力。治疗时充分利用各种沟通形式和任何未受损的能力（如书写、姿势语、口语）来加强沟通效果。该疗法应用与日常生活有关的信息，提高患者的表达能力，以满足生理和心理的需要。FCT侧重于恢复重要的日常交流技能，而语言只是一方面，它不同于传统治疗方式侧重于语言学刺激-反应活动，是传统语言治疗的补充形式。其方法如下所述。

1. 消除不恰当交流行为。

2. 与患者建立交往伙伴关系，增加患者的语言输出。

3. 交往技能的转移，将患者由病房、家庭逐渐转移到室外或社会环境中去。

4. 对患者的家庭成员介绍治疗原则和方法，促进患者与家人之间的交流，以提高疗效。

（九）小组训练

小组训练是指将言语障碍的患者，根据其不同的情况编成小组，开展多项语言训练的活动形式。

1. 小组治疗的目的

（1）语言治疗：对某些患者采取治疗师指导、控制、治疗内容确定的活动，这种活动只用于直接治疗，其他患者则在小组成员之间相互交流。

（2）过渡：为患者接触实际生活问题做准备。

（3）维持：直接一对一治疗结束后，每周一次或每月一次的小组治疗可维持正在恢复的语言功能水平。

（4）支持：有患者和家庭成员共同参加的讨论，使家庭成员更清楚地了解患者的主要障碍并获得心理和治疗的支持。

2. 小组治疗的作用　有一种独特的、一对一治疗所不能获得的作用。

（1）提供社会语言环境。

（2）患者之间可尝试语言交流并可取长补短。

（3）患者之间可相互获得情感支持和鼓励。

小组训练使患者逐渐接近日常交流的真实情景，通过相互接触，减少孤单感，学会将个人训练的成果在实际中有效地应用。所以，到目前为止，小组训练仍然是一种得到广泛认可的很好的训练方式。

（十）其他辅助治疗方法

1. 针灸　头针具有疏通经络、调节阴阳的作用，可使失语者脑循环功能障碍得以改善，促进脑功能的代偿作用，重建语言活动的神经环路，一般根据大脑语言功能定位的相应投影区来取穴。

舌穴治疗失语症包括直接针刺舌体、舌底部穴位、间接针刺舌体三种方法，要求实施强刺激手法使针感到达舌根部或咽喉部，最好出现舌体抽动。其机制尚不明确，有学者认为，直接针刺舌体穴，通过局部刺激反射性地促使大脑皮质的功能代偿形成，从而改善语言功能。间接针刺舌体，经吞咽、迷走、舌下神经反射性传入延髓相应神经核，并进一步投射到大脑皮质，起到调整神经并使大脑皮质功能重组，从而促进语言功能的恢复。

传统体穴可采用哑门穴或用针刺颈交感神经法治疗脑卒中失语症，进针点相当于人迎穴，也有学者取内关、人中、三阴交，亦可采用上星、百合、风池、印堂、通里、天柱等传统穴。

2. 计算机辅助治疗　随着计算机应用的普及和发展，国内已经开发出多种适合我国国情的失语症软件训练系统，适用于各种失语症、构音障碍及认知障碍的患者。内容一般包括听理解训练、口语表达训练、阅读理解训练、文字表达训练、构音训练、音乐训练、计算训练、辅助视听觉交流等训练系统。软件可提供听觉、视觉、触觉等多通道刺激，可根据患者的不同情况选择及调整训练内容；可全程提供训练反馈记录，以便下次训练时与前一次训练效果做比较；能进行精确的数据计算，对失语症治疗效果有客观的量化标准；并提供简明的病历管理。治疗时间20～30min，每周3～5次。和传统的治疗方法相比，计算机辅助治疗能将图像、声音、动画有机结合起来，具有图文并茂、形式多样、画面精彩、信息量大的特点，使患者从枯燥、单调的语言训练中解脱出来，最大限度地激发患者语言潜能，易引起患者兴趣，可有效提高治疗师的工作效率，减少治疗师的工作强度。此外，还可以利用语言交流辅助系统软件帮助患者进行语言交流。便携式平板电脑的出现使患者在家中也可以接受语言治疗。智能云技术的使用使得未来的语言治疗可以远程进行。

尽管计算机训练系统可以用来对失语症进行语言训练，但是失语症的发生机制非常复杂，语言异常变化多样，失语症训练过程中个体的差异性尚不能有相关的程序进行智能选择和应对，此外，在训练材料的丰富性、组合变化、可选择性和扩展性方面，计算机训练系统还存在很大的局限，不能完全替代传统的一对一训练形式，也不能用于失语症治疗的全过程，在失语症治疗过程中，人工训练仍是最主要的途径，需要有经验的治疗师利用计算机训练和评价系统对患者进行治疗。

3. 失语症认知功能治疗　目前，国内外认知心理学家研究显示短时记忆减退可能是造成语义性错语的原因，而感觉性失语最重要的特点是错语多、杂乱语多，所以感觉性失语症患者除了进行言语功能训练，更要配合记忆力和注意力的训练。治疗失语症患者的记忆障碍，可有效改善语言交流能力。但是，失语症患者的主要症状是言语障碍，治疗还是以言语功能训练为主，认知疗法只能作为辅助治疗配合进行。

4. 经颅直流电刺激和经颅磁刺激

（1）经颅直流电刺激（transcranial direct current stimulation，tDCS）：是一种非侵入性的，利用恒定、低强度直流电（1～2mA）调节大脑皮质神经元活动的技术。对于失语症、认知障碍、脑卒中后肢体运动障碍、帕金森病等疾病都有不同的治疗作用。tDCS联合康复治疗可以提高常规康复治疗的效果，是神经康复领域一项非常有发展前景的无创性脑刺激技术。治疗时间一般为每次20min，每次刺激间隔至少48h。tDCS的作用原理是依据刺激的极性不同引起静息膜电位超极化或去极化的改变，阳极可以增加皮质兴奋性，阴极可以降低皮质兴奋性，而且其影响的是活动状态的神经元，停止刺激后作用会持续长达1h。

（2）经颅磁刺激（transcranial magnetic stimulation，TMS）：是一种在大脑外部对神经细胞进行刺激的电生理无创技术。目前广泛应用于多种神经和精神疾病的研究和临床治疗。

重复经颅磁刺激可促进卒中后大脑可塑性变化，改变皮质兴奋性，调节大脑半球间经胼胝体抑制失衡。因此不同频率的重复经颅磁刺激通过改变大脑皮质的兴奋性使双侧大脑半球恢复到平衡状态，抑制患侧的不良激活，并进行有效的语言功能重组，促进言语功能的恢复。

5. 高压氧疗法（hyperbaric oxygen therapy，HBO）　指应用高气压（＞101.3kPa）的氧气作为药物治疗疾病的病理生理过程。高压氧治疗对脑卒中或轻度、中度颅脑损伤失语症患者语言功能具有显著疗效，治疗时间应不少于2个疗程，即至少需要进行30次治疗，更多次高压氧干预对脑损伤失语症患者恢复是否具有更好的疗效仍有待进一步探讨。

6. 心理治疗　失语症影响着患者生活质量的各个方面，患者可能会在患失语症后经历以下心理问题，如焦虑、抑郁、身份认同危机、与重要他人的关系改变、社会人际关系网络的缩小、社会隔离、失业、缺失休闲娱乐活动等。

失语症患者早期通常对于自身康复状况感到焦虑，期望可以快速康复；另外，由于无法通过简单的方法短时间让他人明白自己表达的意思，内心容易出现焦躁和挫败感。康复训练中，失语症患者容易出现越焦虑越说不好的状况，情绪容易波动起伏，在多次的重复失败尝试后，容易对康复训练失去信心，对是否能够好转产生怀疑和否定。家属或亲人的过高期望，也容易将治疗进展缓慢归结于患者的不努力或懒惰，从而进一步形成与患者非良性的沟通模式，如批评、嘲笑或指责。自身康复状况及家人的不支持和不理解容易造成失语症患者情绪低落，自我评价下降和自信心丧失，心理落差进一步加大，同时减少失语症患者主动表达的意愿，也影响康复治疗效果。此外，失语症患者由于无法与周围进行正常的人际互动模式，不愿意参与社会活动，所以人际关系网络会不断缩小，因此失语症患者通常存在明显的主观孤独感，主观孤独感是失语症患者早期预测心理问题的因素之一。大部分的失语症患者，因为无法重返工作岗位或者找到其他合适的工作机会，觉得拖累家人，容易产生自我否定和厌弃，严重者可能会有自杀问题。

心理和社会因素在失语症患者的康复过程中扮演重要角色，并且会长久地影响康复治疗效果和患者日后的生活质量。然而，由于失语症患者群体无法准确通过语言向他人表达自己内心的想法，因此在心理支持服务中，需要由能够通过言语表达他们感受的人来进行服务。

7. 家庭支持训练和指导　失语症患者在听理解、口语表达、文字理解和表达等语言功能方面都存在一定程度的限制，在与他人的沟通中，较难将内心的思想表达出来，因此在家庭社会交流中有必要借助辅助沟通系统。辅助沟通系统不再将口语作为沟通方式，而是选用图片、实物、视觉符号、肢体语言、面部表情、编码语音等作为沟通方式，采用扩大性和替代性的沟通策略，降低患者沟通难度，满足其沟通需求。

目前对于失语症患者的治疗共识是最大限度地恢复社会沟通交流能力，治疗师制订的训练计划和目标必须延伸至家庭交流当中，因此家庭沟通训练指导也是语言治疗师的工作内容。语言治疗师在对失语症患者进行首次评估后、正式训练之前，根据需要与其家属进行沟通，目的是让家属认识失语症，了解患者目前的功能水平，熟知训练目标和计划方案，有效地进行家庭训练活动。每次训练结束后，治疗师根据训练目标完成情况，给予家属相应的说明解释，并结合家庭需求拟定家庭训练目标及训练内容，给予相应的训练指导（表3-9）。相比治疗师而言，家属对于失语症患者的语言习惯和兴趣喜好有更详尽的了解，因此在治疗师指导家庭训练过程中，家属也可根据治疗师拟定的目标，与治疗师一起共同选择适合的家庭训练材料和训练方式。家属和治疗师也可以根据各自的需要制订自己的训练记录表。这种指导将以示范的形式进行，教会家属提示方法，如模仿提示、肢体动作提示、口型或语音提示等；教会家属正确的反馈方式，如鼓励、等待、眼神接触等；教会家属掌握行之有效的言语或非言语沟通方式，确保与患者进行基本的沟通。家属在家庭训练过程中要注意语气温和，以鼓励为主，切忌急躁、谩骂。在训练完成后，应详细记录下患者的表现和完成情况，不仅仅是记录完成与否，也要记录好接受提示的方式、情绪变化、自我纠正等具体细节，及时反馈给治疗师。治疗师可根据家属的反馈掌握患者的进展情况、语言功能的运用保持情况，及时调整训练项目和方式。在记录的同时，家属可真切体会到患者的进展变化，增强家庭训练的依从性。失语症患者经常感到自己因言语表达障碍而不被人理解，因此应学会与失语症患者进行支持性沟通交流的技巧。失语症患者的语言沟通障碍也同样影响家庭成员的生活质量，家庭成员转变成为患者情感和生活支持的主体，他们的心理健康状况也需要得到康复医护人员的高度重视。对家属的心理支持可以帮助家属建立正确的疾病认识，纠正其原有对疾病的非合理性想法，调整康复期望和建立康复信心，并可协助整个家庭建立良好的康复沟通模式，从而提高患者的家庭支持及康复动力，更好地促进失语症患者的全面康复。

表3-9 语言训练家庭训练记录表

家庭练习项目	目标词汇	模仿提示	动作提示	首字提示	口型提示	自发完成	所需时间	正答率
命名训练	苹果							
	毛巾							
	面包							
	牙刷							
	电话							
	筷子							
	铅笔							
	打火机							
	风扇							
	电视							

三、失语症的对症治疗

失语症从症状上包含听理解、口语表达、阅读理解、朗读、书写、计算等多个方面的功能障碍，需要针对各个障碍点进行全面评估与训练。对于重度失语症患者还需要一些代偿训练的方法。以下详细介绍失语症每种症状的康复治疗方法。

（一）听理解训练

失语症患者大多存在不同程度的听理解障碍，故听理解训练应位于失语症康复的首位。

治疗师需要根据患者残存的语言功能选择适合的听理解训练内容。按照从易到难的顺序，包括语音辨识、单词、短语、句子、短文听理解及听语记忆广度训练等。

1.语音辨识 治疗时模仿一种声音，也可以用计算机辅助系统播放一种声音，如“喵……”，然后向患者出示4张图片，分别是“猫”“狗”“鸟”“狮子”，让患者指出目标图片“猫”。

2. 名词听理解训练

（1）名词相同图形匹配：治疗师先给患者看一张图片“杯子”，同时说“杯子”，然后在桌上摆出2张图片“钥匙”和“杯子”，“杯子”为目标图片，“钥匙”为干扰图片，请患者指出哪张是“杯子”，即指出目标图片。当患者能正确完成之后，逐渐增加干扰图片数量至6选1。

（2）名词同类图匹配：治疗师先给患者看一张图片“勺子”，同时说“勺子”，然后在桌上摆出2张图片，其中一张图片为同一种类的图片“筷子”，另一张为干扰图片“汽车”，请患者指出与“勺子”属于同一种类的图片。当患者能够正确完成后，逐步增加干扰图片数量至6选1。

（3）缺损图形匹配：治疗师先给患者看一张人脸的图片。这张人脸的五官中缺少一个鼻子，然后再摆出2张图片，一张为目标图片“鼻子”，另一张为干扰图片“嘴巴”，治疗师同时说出“鼻子”，让患者选出目标图片“鼻子”。当患者能够正确选出完成后，逐渐增加干扰图片数量至6选1。

（4）听名词训练：治疗师向患者出示一张“钥匙”的图片或钥匙的实物，然后手指着图片或实物说“钥匙”“指钥匙”或“把钥匙递给我”，并示意患者指出图片或物体。

（5）名词听辨认：治疗师摆出2个物体的实物或图片，如“苹果”和“杯子”，治疗师说出其中一个物体的名字，患者指出相应的实物/图片。当患者能够正确完成后，逐渐增加口头指令的难度，即从物体的名称（请指出杯子）—物品的功能（你用什么喝水）—物品的属性特征（什么是玻璃的，会碎吗），当患者的正确率达到80%～90%，将干扰图片或实物逐渐增加3～6个，干扰图片或实物可由不同类物品逐渐增加至同类物品。

3. 动词听理解训练

（1）相同动作图形匹配：治疗师给患者看一张动作图片，如“踢球”，同时说出“踢球”，然后在桌面上摆出2张动作图片，其中一张为“踢球”，另一张为干扰图片，如“画画”，请患者指出目标图。当患者能正确完成后，逐渐增加干扰图片数量至6选1。

（2）同类动作图形匹配：治疗师先给患者看一张动作图片，如“淋浴”，同时说出“淋浴”，然后在桌面上摆出2张动作图片，其中一张为目标图片“泡澡”，另一张为干扰图片“扫地”，请患者指出目标图片。当患者能正确完成后，逐渐增加干扰图片数量至6选1。

（3）听动词训练：治疗师指着一张一个人在写字的图片说“写字”，或拿着笔一边做写字的动作，一边说“写字”，并示意患者指出图片或做出相应的动作。

（4）动词听辨认：治疗师摆出2张图片或做出2个动作，如“吃饭”“跑步”，治疗师说出其中的一个动作，患者指出相应图片或做出相应动作。当患者能够正确完成后，逐渐增加干扰项数量至6选1。

（5）执行动作指令：治疗师向患者发出一个动作指令。让患者做出相应的动作如向上看、向下看、坐下、闭上眼睛、睁开眼睛、伸出舌、笑一笑、摘下眼镜、戴上眼镜等。然后逐渐增加信息量，使指令复杂，将一步指令增加到两步指令，如“用左手摸右耳朵”，或将动作指令与方位词结合（治疗师在桌上摆放3～4个物品，交代患者“按我说的做”，然后对患者说“把钥匙放在盒子里面”，患者则按照治疗师的指令做出相关动作）。

4. 短语听理解训练

（1）名词性短语听辨认：治疗师在桌子上摆出4张名词性短语图片，分别为“红色的辣椒”“红色的苹果”“青色的苹果”“青色的辣椒”，然后对患者说：“请指出‘红色的辣椒’（目标图片）”，患者则需指出目标图片。又如4张图片分别为“杯子在桌子上面”“杯子在桌子下面”“杯子在凳子上面”“杯子在凳子下面”，然后对患者说：“请指出‘杯子在桌子下面’（目标图片）”，患者则需指出目标图片。

（2）动词性短语听辨认：治疗师在桌子上摆出4张动词性短语图片，如“跳得很高”“跑得很快”“跑得很慢”“跳得很矮”，然后对患者说：“请指出‘跳得很高’（目标图）”，患者则指出目标图。又如4张图分别为“放风筝”“放航模”“做航模”“做风筝”，然后对患者说：“请指出‘放风筝’（目标图片）”，患者则需指出目标图片。

（3）形容词性短语听辨认：治疗师在桌子上摆出4张形容词性短语图片，如“很伤心”“很可爱”“很高兴”，然后对患者说“请指出‘很高兴’（目标图片）”，患者则需指出目标图片。

5. 句子听理解训练

（1）听句子指图：治疗师在桌子上摆出4张图片，分别为“妹妹被狗追”“弟弟被狗追”“弟弟追狗”“妹妹追狗”，然后对患者说：“请指出‘弟弟追狗’（目标图片）”，患者则需指出目标图片。又如4张图分别为“姐姐把苹果吃掉了”“妈妈把衣服洗干净了”“妈妈把袜子洗干净了”“姐姐把冰激凌吃掉了”，然后让患者指出“姐姐把苹果吃掉了”（目标图片）。

（2）听理解是非判断：治疗师向患者提出一些有关生活常识的问题，请患者回答“是”或“不是”，没有语言能力者也可用摇头或点头等示意，或令其指出图片中的相关部分，以表明患者是否已理解该句子。例如，治疗师可以问“您的名字是张小红吗？”“一斤面比两斤面重，是吗？”“您吃香蕉前先剥皮吗？”等。

（3）句子改错：治疗师说句子，令患者找出句子中的语义或语法错误，如“鸟在水里快活地游来游去”“夜晚的太阳真圆”“我喝了一杯水和苹果”等。

（4）复杂句式的理解：从对句式的理解难易度上，肯定句—否定句—双重否定句，难度逐渐增加。可以通过询问患者几个问题来判断对双重否定句的理解力，如治疗师说“他不是不想学习”，请患者判断“他想学习”还是“他不想学习”。若患者选择错误，说明其不理解双重否定句；若患者在肯定与否定两个选项之间犹豫，说明其介于不理解与理解之间，但可以认识到双重否定句不同于否定句。

（5）组句子：把句子的词序打乱，让患者重新组合成完整的一句话。该训练方法对语法结构有困难的患者有一定帮助。如治疗师给出“关心小明同学非常”，令患者重新排列词序组合成一句通顺的话。

6. 听语记忆广度扩展

（1）多项听选择：治疗师向患者出示若干张不同的图片，然后连续说出其中2张或2张以上图片的内容，请患者按顺序一一指出。图片内容可以是物品，也可以是动作、情景、扑克牌等，如指出“人们在海边散步”以及“孩子们在大树下玩游戏”。然后逐渐增加干扰图片数量至12选6。

（2）复杂指令听执行：治疗师在桌子上摆放3～5个实物，然后说出两步以上指令，患者执行，如“拿起苹果，擦干净，给我”，然后逐渐增加指令难度。

（3）回答涉及听广度的问题：治疗师说出含有2～6个记忆组块的问题，患者回答，如“梨、桃、鸡全是水果吗？”。

（4）让患者按顺序回忆有关的事和物：如治疗师问：“昨天早、中、晚饭分别吃的什么？”令患者按时间顺序回答。如果回答正确，增加难度，反复练习，以增强记忆力。

7. 短文听理解训练

（1）连句成段：将打乱顺序的几个句子重新排列，组合成一段短文。可提示患者有关人物、时间、地点、事件、结果，帮助其完成任务。

（2）简单语段理解：治疗师朗读一篇短文、故事、新闻，然后提出相关问题，让患者做是非反应、回答相关问题或叙述该段内容。由于有语境的存在，部分患者对短文的理解可能好于句子。例如，治疗师朗读短文："水立方是一个漂亮又好玩的地方。它方方正正而且很大，外面有很多很多大大的蓝色气泡，这里可以游泳、跳水，有很多奥运冠军的宣传画，我非常羡慕他们。我最喜欢的是巨大的水上乐园，我在这里玩了很多次冲浪、水上滑梯和水上皮艇，从很高的地方快速滑下来非常好玩，还有特别高的滑梯，我不敢玩。在水上乐园玩了一晚上，我特别开心。"读后请患者回答以下问题：A.水立方外形是什么样的？B.外立面有什么颜色的气泡？C.水立方有什么水上娱乐项目可以参与？

（3）复杂语段至篇章的理解：若对简单语段理解达80%以上，可逐渐增加语段信息的复杂性，包括增加文中细节的数量和语义、句式的复杂性（被动句、复合句、双重否定句等）。对单一语段理解达到80%后，可增加2～3个语段，直至篇章的理解。有口语表达或书写能力的患者，可让其用自己的语言总结。

（二）口语表达训练

失语症患者存在不同程度的口语表达障碍，表现在发音、复述、命名、语法、句子表达等方面。治疗师可以利用不同的训练方式，引导患者进行口语回答。对于轻度口语表达障碍者，可进行复杂句子、文章水平的训练，如日常对话、描述事物或事件等；对于中度口语表达障碍者，可进行短语、句子水平的训练，如复述句子/短文，情景画/动作描述训练等；对于重度口语表达障碍者，可进行音素、音节、单词水平的训练，如复述音节、单词、系列语、问候语。

1. 复述训练　外侧裂周失语综合征患者存在复述障碍，而经皮质失语症患者复述则相对保留。根据患者复述障碍的程度选择适合的训练方式，常用的形式如下。①根据图片或实物复述：给患者看图片或实物的同时，让患者与治疗师一起复述出该单词。②重复复述：患者先与治疗师一起复述一遍单词，再自己单独复述一遍单词。③延迟复述：治疗师先复述一遍，1min后让患者再单独复述一遍。如患者不能立即回答，治疗师可给予提示，如文字提示、意思提示、词头提示等。

（1）音节、单词的复述：先从元音开始，如[a]、[o]、[e]；之后是辅音，由双唇音开始，如[b]、[p]、[m]；能发这些音后，将已学会的元音和辅音相结合，如[ba]、[pa]、[ma]、[fa]；熟练掌握之后，采取元音+辅音+元音的形式，如[a]+[b]+[a]继续训练；最后过渡到复述单词。治疗师可利用压舌板、镜子等工具帮助患者建立发音的动作模式。

（2）复述系列语、问候语：系列语是大多数失语症患者自动保留的，可以在不理解其意义的情况下自发说出，常见的有数字、星期、字母、熟悉的诗词等。利用系列语可以引导患者主动表达，从而增加词汇量。如跟随治疗师说出"你好""谢谢""1、2、3、4、5"等。

2. 命名训练

（1）词-图匹配训练：按照从名词到动词的原则，利用图片或实物让患者命名。词语选择以日常用品、问候语等常用词语为主。可通过词头音提示、言语的迂回、描述、复述、系列语等方法进行提示，引导患者说出。

（2）扩展命名训练：包括分类命名、词义相关词（同义词、反义词、相关词）命名、相同词头音、相同韵脚音命名等训练。常用方法如下。①按类别说出水果名、颜色名、植物名、城市名等；尽可能多地说出红色的物品名称、说出比蚂蚁大的动物名等。②说出"宽阔"的同义词和反义词；说出"看"的相关词（如"望""盯""瞅""观察""注视""瞭望"）。③说出与"妈"词头音相同的字（如"马""骂""麻"）。④说出与"去"韵脚相同的字（如"渠""句""虚""徐"）。

3. 句子表达训练　从短语、短句到长句，句子长度逐渐增加。

（1）动宾短语训练：治疗师提供简单动词（如"吃""喝""跑""跳""听""去""看"等）和一些宾语图片（如"饭""水""电视""歌曲""舞蹈"等），请患者选择合适的动词和宾语进行搭配，如"吃饭""喝水""看电视""跳舞""听歌"等。

（2）画面说明：请患者用短语或句子就一幅情景画进行描述。

（3）词句完形：治疗师说出部分内容，由患者补充完整。如春眠____（不觉晓），处处____（闻啼鸟）；祝你生日____（快乐）；一群小学生在草地上____（踢足球）等。

4. 语法训练 失语法是指患者在口语表达过程中的语法结构缺失。治疗上需设计出促进语法结构建立的技术。

（1）利用刺激法：治疗师出示画有“男孩吃香蕉”的图片，问患者：“这张图片上画的什么？”，患者答：“小男孩”，治疗师模仿“吃”的动作，问患者：“小男孩在干什么？”患者答：“小男孩在吃”，治疗师手指香蕉问：“小男孩在吃什么？”，患者答：“小男孩在吃香蕉”，治疗师再次重复询问开头的问题：“这张图片上画的什么？”，患者的完整回答：“小男孩在吃香蕉”。

（2）利用冲破阻滞法：若患者语法结构存在，只是运用能力受阻，可通过刺激引导其再建语法结构。举例：治疗师分别给患者出示包含主谓宾成分的3张卡片，“男孩”“洗”“手”，当患者可以正确表达后，依次更换其中的主谓宾成分，为“女孩”“洗”“手”、“男孩”“擦”“手”或“女孩”“洗”“脚”。

（3）利用再教的方法：先教主谓宾结构，再教形容词、副词、介词、连词在句子中的用法，由易到难。如我看电视—我愉快地看电视—我坐在沙发上愉快地看电视—我坐在沙发上，一边吃水果，一边愉快地看电视。

5. 文章表达训练 可利用情景画描述与提问；小组讨论某个主题等方式进行。在患者描述时，若出现错语、语义、语法错误等，不要打断患者予以纠正，应在描述完成后再予以纠正。

（三）阅读理解训练

失读症也称阅读障碍，是指不能认识和理解书写的或印刷的字词、符号、字母或色彩，是由不能识别视觉信号的语言含义所致。它与大脑优势半球内侧枕额回损害有关，有时因累及视觉放射可致同侧偏盲。训练设计应当遵循由易到难的原则，根据评定结果选择适合患者阅读理解水平的训练内容，如视觉匹配水平、单词水平、词组水平、语句及段落篇章水平。对于重度失读症者，可进行字图匹配训练；对于中度失读症者，可在情景画与句子、文章配合下，执行简单文字指令、读短文回答问题等训练；对于轻度失读症者，可令其执行复杂文字指令、读文章后回答问题。

1. 字-词水平阅读理解训练 适用于重度阅读理解障碍者。常用于匹配训练。

（1）字-字匹配：选择常用字/词的手写体和印刷体字卡，让患者选择相同字形的字/词。该训练并不需要患者理解词义，只需具备辨认相同、相似图案的能力。当正确率达到100%后，可进行其他匹配训练。

（2）词-图匹配和图-词匹配：词-图匹配相对简单，可从2张图片开始，治疗师拿一张字/词卡，让患者从若干张图片中选出该字/词卡相对应的图片。图-词匹配则为治疗师拿一张图片，让患者从若干张字/词卡里选出图片相对应的字/词。

（3）实物匹配：可以在常用物品上贴上写有该物品名称的标签，患者通过每日看到这些字词标签来增强对该物品名称的认知。

（4）词语分类：可训练患者对词语语义相似性进行辨别的能力。例如，让患者对水果、蔬菜、交通工具等的词语进行归纳分类，也可对抽象词汇进行分类，如表示情感、色彩、疾病的词语。

（5）词义联系训练：通过连线等作业活动，让患者匹配同义词、反义词、语义相关词等。

2. 句子水平阅读理解训练 可通过单词与短语搭配、执行文字指令、句子找错、问句的理解、双重否定句的理解、给句子加标点符号、把打乱顺序的词语组成句子等方式进行训练。

3. 语段、篇章阅读理解训练 通过概括段落大意、语句组段等方式进行语段阅读理解训练。当对单一语段的理解达到80%水平后，可增加至2～3个语段，再逐渐增加到篇章的阅读理解。

4. 轻度失读症的训练 轻度失读症的患者常伴有短时记忆减退、注意力不集中、阅读速度慢等，可以先训练患者概括文章中心思想。有记忆障碍的患者可以记下每个段落的要点，按照时间、地点、人物、事件四大要素总结成一句话。之后加快阅读速度，减少注意力分散，如边阅读边放音频或电视节目，音量由小渐大，或在公共场所等嘈杂的环境中练习阅读。

（四）朗读训练

朗读障碍常与口语表达障碍并存，朗读训练也可作为改善口语表达障碍的辅助方法。朗读训练应在阅读理解的基础上进行，包括从单词、句子到篇章的朗读。训练时治疗可通过陪读、教读、延迟读、自行读等方式进行。

（五）书写训练

书写不仅涉及语言功能，还与视、听、运动、视空间功能等有密切关联，因此进行书写训练时，要兼顾每种可能影响书写功能的因素。

根据患者书写障碍的严重程度，可将书写训练分为3个阶段：临摹和抄写、提示书写、自发书写。对于重度书写障碍者，可行临摹、抄写、常用字词的自发书写训练；对于中度书写障碍者，可行单词—句子—短文听写训练；对于轻度书写障碍者，可行文章的听写、描述性书写、日记、信件训练等。

1. 临摹和抄写阶段　适用于重度书写障碍、非利手书写训练、视空间性书写、中重度认知障碍、失用症等。

（1）临摹：用于改善手部书写运动技巧。可临摹形状、数字，抄写患者个人基本情况、家庭住址、电话号码等。

（2）看图抄写：若患者书面语理解困难，可给其出示图片，让患者把图片下的文字抄写下来，抄写的词语尽量为常用语。

（3）分类抄写：如让患者选择给出的词语中属于“水果”的词（香蕉、冰箱、洗衣机、芒果、苹果、汽车），并抄写下来。

（4）词义匹配训练：让患者从给出的词语中匹配同义词、反义词、语义相关词，并抄写下来。

（5）词组和语句完形：同口语表达训练中的完形训练不同，该训练是让患者从给出的词语或短句中，选择正确的抄写下来。

（6）回答问题：根据短文判断对错，或从短文中找出正确答案并抄写下来。

2. 提示书写阶段　适用于轻中度书写障碍、中度认知障碍者。当抄写正确率达65%～70%时，可进行提示性书写训练。训练时让患者根据提示组织文字并书写下来。

（1）随意书写：按偏旁或部首随意书写。如写出带“火”字旁的字（灯、灶、烟等）。

（2）偏旁重组：要求根据图画，将各偏旁部首组合成一个完整的字。

（3）字形完成：阅读语句后写出一个字或词作为回答。若回答困难，可呈现偏旁部首作为提示。

（4）视觉记忆书写：一种方法是将字/词呈现数秒，然后移开，根据记忆写出字/词，字/词的选择遵循由易到难的原则，开始的笔画要简单，逐渐增加笔画和字词长度，并缩短呈现时间。另一种方法是呈现两个辅音相似的字，如“巾”和“欣”，撤除字卡，治疗师说“巾”，患者根据记忆写出“巾”字。

3. 自发书写阶段　适用于轻度书写障碍者、轻度认知障碍者。目的是使患者基本能用书写表达。

（1）句法构成训练：给患者呈现3张图片（“男孩”“洗”“手”）和3张字卡。①患者根据图片，将字卡排列整齐。②治疗师拿走字卡，患者根据记忆写出语句。③治疗师再呈现3张图片（“女孩”“洗”“脚”），其中2张与上面呈现的图片不同，患者在无提示的条件下书写短句。

（2）语句完形：在没有任何提示的情况下，将未完成的语句补充完整。可利用成语、谚语、诗词、儿歌等进行语句完形。

（3）动宾短语训练：书写简单的动词（如“吃”“喝”“跑”“看”“洗”等），给患者呈现宾语字卡（如“茶”“饭”“电视”“手”等），让患者选出相应的动词进行搭配，写出正确的动宾结构短语，如“洗手”“吃饭”等。

（4）语句构成：患者应用简单的句法结构书写自己熟悉的情况，也可由治疗师提供一些基本词汇，患者根据这些词语写出相关的语句。如治疗师写出地点、方位、人口，让患者写关于“北京”的语句

（如“北京位于北方，人口有一千多万”）。

（5）短文/文章书写：达到书写简单语句水平后，可逐渐增加语句信息量。例如，让患者根据既定的主题书写一段短文，可先帮助患者理清事件的头绪（如时间、人物、地点，事件的起因、过程、结果），让患者逐一写出。也可让患者通过写便条、信件等方式进行书写完整句子和短文的训练。

（六）计算训练

根据患者计算能力损伤程度选择适合的训练内容。可分为口算训练和书面计算训练。按照从易到难、循序渐进的原则，可按以下顺序选择训练内容：数的概念、一位数加减法、2～3位数加减法、乘除、混合运算、钱的计算、应用题等。

（七）重度失语症的代偿训练

重度失语症患者的口语及书面语障碍，严重影响了其语言交流活动，使得他们不得不将非语言交流方式作为最主要的代偿手段，因此非语言交流技能的训练就显得更为迫切。他们可以采取以下加强非语言交流的训练步骤，以达到促进实用交流能力的目的。但应注意，较多失语症患者的非语言功能也同样受到不同程度的损害，代偿手段的获得并非易事。

1. 手势语的训练　手势语不单指手的动作，还应包括有头及四肢的动作，与姿势相比较，它更强调的是动态。手势语在交流活动中，具有标志、说明和强调等功能。对于希望恢复实用性口语能力的重度失语症患者，可考虑进行手势语的训练。训练可以从常用手势（如点头、摇头表示是或不是、指物表示等）入手，强化手势的应用；然后治疗师示范手势语，令患者模仿，再进行图与物的对应练习；进而让患者用手势语对提问进行应答，以求手势语的确立。

2. 图画训练　对重度语言障碍而保留一定绘画能力的患者可能有效，训练前可以先进行画人体器官、主要部位、漫画理解等检查。与手势语训练比较，图画训练的优点在于画的图不会瞬间消失，可以让他人有充足的时间推敲领悟，并保留以供参照，用图画表示时，还可随时添加和变更。训练中应鼓励同时应用其他传递手段，如图画加手势、加口头表达单字/词、加文字等。

3. 交流板/交流册的训练　适用于利用口语及书面表达进行实用交流很困难的患者，但应有文字及图画的认识能力。一个简单的交流板可以包括日常生活用品与动作的图画，也可以由一些照片或从刊物上剪裁的照片组成。应根据患者的需要与不同的交流环境设计交流板。在设计交流板之前，应考虑：①患者能否辨认常见物品图画；②患者能否辨认常用词；③患者能否阅读简单语句；④患者潜在的语言技能是什么。对有阅读能力的患者，可以在交流板上补充一些文字。

四、失语症的预后

目前大多数学者肯定语言治疗是有效的，并认为其效果不是自然恢复的结果，而且证明由专业人员进行的语言治疗才有效。

失语症的预后与以下因素有关。

1. 原发病、病灶部位和大小　颅脑外伤比脑卒中的预后好；病灶小者预后较好；单一病灶者预后优于复发、多病灶者。

2. 病情轻重程度　病情轻者预后好。

3. 并发症的有无　无并发症者预后好。

4. 训练开始时间　训练开始时间越早预后越好。

5. 发病年龄　发病年龄越小预后越好。

6. 失语类型　表达障碍型者比理解障碍型者预后好。

7. 利手关系　左利手或双利手者比右利者预后好。

8. 智力　智商高者比低者预后好。

9. 性格　外向性格者预后好。

10. 训练的积极性和对恢复的期望　积极训练者预后好；迫切要求恢复者预后好。

第5节 失语症相关的言语障碍

案例 3-2

患者，女，48岁，1个月前被家属发现意识模糊，呼之可睁眼，发音困难，不能正确对答，右侧肢体无力，运动不能，伴恶心、呕吐，为胃内容物。30min后于当地医院就诊，考虑为脑出血。给予对症治疗。2日后患者自主睁眼，15日后右下肢可自主活动，但口语表达困难，不能进行言语交流。目前患者仍有言语不利，可独立步行，右上肢可抬离床面，日常生活活动部分依赖，为进一步康复来诊。

言语情况：患者坐位神清，自发语为非流畅性，言语失用及面-口失用检查存在摸索行为，不能完成检查。患者检查中能主动配合，但不能发出有意义的词，口语交流不能。CRRCAE示，患者听、说、读、写及计算等功能均严重障碍。

问题：1. 该患者的言语障碍诊断是什么？

2. 言语失用需要做哪些方面的评定？

失语症患者还可能出现一些与失语症临床表现相似或伴随失语症出现的言语障碍，如言语失用、面-口失用、言语错乱等，需要鉴别并给予相应的治疗。

一、失　　用

（一）言语失用

1. 言语失用的定义　言语失用是指不能执行自主运动进行发音和言语活动，而且这种异常是不能用与言语有关的肌肉麻痹、收缩力减弱或运动不协调来解释的一种运动性言语障碍。大部分患者的损伤部位在左大脑半球第三额回。言语失用可以单独发生，也可以伴随于其他语言障碍，尤其是运动性失语。

2. 言语失用的言语特征

（1）随着发音器官运动调节复杂性增加，发音错误增加。

（2）辅音在词头比在其他位置发音错误增多。

（3）重复朗读相同的材料时，倾向于出现一致的错误发音。

（4）模仿言语比自发性言语的发音错误增多。

（5）发音错误随着词句难度的增加而增加。

3. 言语失用的评定检查　言语失用时，令患者分别说出表中的第1、2项内容各5遍，复述第3、4项内容各1遍，通过观察患者有无元音顺序的错误、有无元音的发音错误、有无发音器官的摸索动作来判断是否有言语失用（表3-10）。

表3-10　言语失用检查

元音顺序（第1、2项内容说5遍；第3、4项内容说1遍）	
1.（[a]—[u]—[i]）	3. 词序（复述“爸爸”“妈妈”“弟弟”）
正常顺序＿＿＿＿＿＿	正常顺序＿＿＿＿＿＿
元音错误＿＿＿＿＿＿	词音错误＿＿＿＿＿＿
摸索＿＿＿＿＿＿	摸索＿＿＿＿＿＿
2.（[i]—[u]—[a]）	4. 词复述（“啪嗒”“洗手”“你们打球”“不吐葡萄皮”）
正常顺序＿＿＿＿＿＿	正常顺序＿＿＿＿＿＿
元音错误＿＿＿＿＿＿	词音错误＿＿＿＿＿＿
摸索＿＿＿＿＿＿	摸索＿＿＿＿＿＿

4. 言语失用的治疗　治疗原则是纠正异常的发音。首先，指导发音的关键是视觉刺激模式。其次，有必要向患者介绍发音音位。原则上按照从每个音、音节到词的顺序纠正异常的发音。可以按照以下

步骤进行。

（1）掌握每个辅音的发音位置。

（2）迅速重复每个辅音加“啊”，以每秒3～4次为标准。

（3）用辅音加元音建立音节，如“ma，ma……”。

（4）当掌握了稳定的自主发音基础和基本词汇，便可尝试说复杂的词。

Rosenboke成人言语失用八步治疗法具体如下。

（1）联合刺激：“请看着我”“请听我说”，同时发音。当一起发音时，治疗师要嘱患者注意听准确，特别是正确发音时的视觉提示。

（2）联合刺激和延迟发音伴视觉刺激提示：治疗师先示范说出一个音，然后治疗师重复这个音或词的口型但不发音，患者试图大声地说出这个音，也就是这时只有视觉提示而衰减了听觉刺激。

（3）联合刺激和不伴视觉刺激的延迟发音：“我先说一个音，随后你说”，此时治疗师没有提示。

（4）联合刺激和不提供任何刺激听觉或视觉状态下正确发音：治疗师发音一次，患者在无任何提示状态下连续发这个音几次。

（5）书写刺激，同时发音。

（6）书写刺激，延迟发音。

（7）提问以求适宜问答：放弃模仿，由治疗师提出适宜问题以便患者能回答相应的靶音。

（8）角色发挥情景下适宜的反应：治疗师、工作人员或朋友被假定为靶词语角色，患者做出恰当回答。

（二）面－口失用

1. 面-口失用的定义　面-口失用是指在非言语状态下，与言语产生活动有关的肌肉自发活动仍存在，但是舌、唇、喉、咽、颊肌执行自主运动困难。临床上言语失用并不一定伴有面-口失用，但面-口失用多伴有言语失用。面-口失用患者即使为了维持生命能反射性地呼气、吸气，但却不能按指令自主呼气、吸气或模仿言语。

2. 面-口失用的评定　检查者令患者依次完成表3-11中的6项动作（注意：检查者不能给患者做示范，以防患者因视觉记忆而造成检查结果误差），完成每一个动作均应观察是否有摸索动作，以此判断有无面-口失用。

表3-11　面-口失用检查

1.鼓腮	4.缩拢嘴唇
正常＿＿＿＿＿＿	正常＿＿＿＿＿＿
摸索＿＿＿＿＿＿	摸索＿＿＿＿＿＿
2.吹气	5.摆舌
正常＿＿＿＿＿＿	正常＿＿＿＿＿＿
摸索＿＿＿＿＿＿	摸索＿＿＿＿＿＿
3.咂嘴	6.吹口哨
正常＿＿＿＿＿＿	正常＿＿＿＿＿＿
摸索＿＿＿＿＿＿	摸索＿＿＿＿＿＿

3. 面-口失用的治疗

（1）喉活动技巧

1）视听触联合刺激法：训练时，治疗师与患者同时面对镜子，治疗师发[ao]或[ou]，患者边听边看，然后模仿。如果患者不能模仿又试图发声时，治疗者应把患者的手放在自己的喉部让其感觉到震动。有时需要治疗师用手帮助患者张口成为发声的口型，此过程应多次重复。由治疗师产生的和来自患者本人的听觉反馈加上触摸喉的触觉刺激可以促进发声控制。

2）反射性诱导：利用反射性声音建立发声，如用叹气来促进发[ai]、咳嗽来促进发[k]、大笑来促进发[ha]等。当患者可以成功地发声时，再进一步加大音量。另外，唱歌和补完句子也可以训练初始音，如一杯（水、茶、酒），草是（绿的、黄的）等。

（2）舌活动技巧

1）视、听诱发法：利用唱歌或数数等方式来诱导患者完成舌的运动。例如，治疗师和患者同时面对镜子，治疗师用单音节[la]唱一支歌曲表示舌如何活动，患者以同样方法唱，并对着镜子看舌是如何运动的。

2）辅助法：治疗师和患者同时面对镜子，治疗师用压舌板帮助训练患者伸舌、缩舌、侧方运动、上下运动及弹舌。

（3）言语活动技巧：自发性言语促进法。利用节律性强、有较强听觉模式或生活中常用的词来改善自主性言语，如数数、歌曲、诗词等。举例：让患者从1数到10；从星期一说到星期日；让患者唱熟悉的歌曲，如“东方红，太阳升”，唱完之后治疗师说“东方红……”，患者逐渐可以接出“太阳升”，而不再是唱出。需要注意，在治疗师引导患者说话时，声音应尽量低于患者，然后渐退，最后在没有帮助的状态下由患者自己说。

二、错　　语

错语是由脑损伤后失定向和记忆思维混乱而引起的一种言语障碍，多由于双侧颅脑损伤，主要表现为认知障碍，如对时间、地点、人物定向力紊乱，不能正确理解和认识环境，记忆和思维障碍，但听理解、找词、复述、语法基本正常（言语流利但混乱），在谈话中常有离题和虚谈倾向，缺乏自知力，不合作，缺乏对疾病的认识。

三、运动性构音障碍

运动性构音障碍是由于神经病变、与言语有关肌肉的麻痹、收缩力减弱或运动不协调所致的言语障碍。此定义强调呼吸运动、共鸣、发音和韵律方面的变化，从大脑到肌肉本身的病变都可以引起运动性构音障碍。常见病因为脑血管意外、脑肿瘤、肌萎缩侧索硬化、重症肌无力、小脑损伤、帕金森病、多发性硬化等。运动性构音障碍可以单独发生，也可以与其他语言障碍同时存在，如失语症合并运动性构音障碍。具体评定治疗见第四章第二节。

四、痴　　呆

痴呆是一组与多种神经疾病、中毒、感染和外伤有关的临床综合征，可出现与失语症相似的表现，如命名障碍、口语保持现象、非流畅性言语、杂乱语和迂回现象等，应仔细询问病史，采取针对性的诊断方法。痴呆的特征除了有言语障碍的表现，还具有慢性进行性智能减退及不同程度的人格改变，可用相应量表评定。

自 测 题

A1型题

1. 患者，男性，60岁。突发言语不能伴左侧肢体活动困难1月余入院。MRI检查示“额叶、顶叶、颞叶大面积脑梗死”。检查：患者配合差，自发语非流畅，理解困难，找词困难。该患者语言障碍属于（　　）
   A. 失语症　B. 发声障碍
   C. 构音障碍　D. 言语失用
   E. 痴呆

2. 下列属于外侧裂周失语综合征的是（　　）
   A. 经皮质运动性失语　B. 丘脑性失语
   C. 传导性失语　D. 基底核性失语
   E. 完全性失语

3. 下列不属于失语症症状的是（　　）
   A. 命名障碍　B. 找词困难
   C. 持续性言语　D. 清晰度差
   E. 阅读障碍

4. 下列不属于西方失语成套测验（WAB）的项目是（　　）
A. 抄写、描写　B. 自发言语
C. 听觉理解　D. 复述检查
E. 命名检查

5. 下列关于汉语标准失语症检查正确的是（　　）
A. CRRCAE包含听、说、复述、绘画等9大项
B. 在检查过程中需如实记录患者反应、身体姿势、表情等，为后续诊断及训练提供信息
C. CRRCAE的所有检查内容都要检查
D. 检查后根据6个等级评价总结正答率，只有6级才算正确
E. 该检查建议每周测一次

6. 下列不属于国际常用失语症评定法的是（　　）
A. BADE　B. WAB
C. Token测验　D. HenryHead测验
E. Fugl-Meyer

7. 在失语症严重程度分级中，下列哪种情况属于2级（　　）
A. 听理解能力完全丧失
B. 患者主观上感到有点儿困难，但听者不一定能明显觉察到
C. 患者可以讨论大部分的日常问题，偶尔需要帮助
D. 对话中有不连续的言语表达，但大多数需要别人去猜测
E. 仅能进行熟悉话题的交谈，且需要别人帮助，对陌生话题交谈明显困难

8. 失语症PACE技术训练方法错误的是（　　）
A.将一叠图片反面向下扣置于桌上
B.运用各种表达方式将信息传递给对方
C.治疗师可根据患者的能力提供适当的示范
D.接收者通过重复确认、猜测等方式进行适当反馈
E.治疗师与患者交替摸取，不让对方看见自己手中图片的内容

9. 通过反复的语言刺激，引出患者的相应反应，并选择性强化，这种语言训练方法属于（　　）
A. 阻断去除法　B. 功能重组法
C. PACE技术　D. Schuell刺激法
E. 实用交流能力训练法

10. 下列哪一项属于语言训练期的实用交流能力训练内容（　　）
A. 词汇理解　B. 运用手势的训练
C. 句法能力训练　D. 计算功能训练
E. 失用训练

11. 下列哪种方法不属于失语症的训练法（　　）
A. Schuell刺激法　B. 非自发性言语的自主控制
C. 小组训练　D. 功能性交际治疗
E. Bobath促进法

12. 语言治疗中患者连续3次正答率大于多少时即可进行下一课题的治疗（　　）
A. 50　B. 60　C. 70
D. 80　E. 90

13. 治疗师向失语症患者出示3张不同的图片，然后连续说出这3张图片的内容，请患者按顺序一一指出，该训练属于（　　）
A. 多项听选择训练　B. 语音辨识训练
C. 图形匹配训练　D. 复杂句式听理解训练
E. 复杂指令听执行训练

14. 对于失语症训练应放在首位的是（　　）
A. 听理解训练　B. 口语表达训练
C.书写训练　D. 阅读理解训练
E. 朗读训练

15. 治疗师先给失语症患者看一张人脸的图片。这张人脸的五官中缺少一个耳朵，然后再摆出两张图片，一张为目标图“耳朵”，一张为干扰图“眼睛”，治疗师同时说出“耳朵”，让患者选出目标图“耳朵”。该方法旨在训练患者的（　　）
A. 口语表达能力　B. 听理解能力
C. 书写能力　D. 阅读理解能力
E. 逻辑分析能力

16. 重度书写障碍者应最先进行哪种训练（　　）
A. 临摹和抄写训练　B. 提示书写训练
C. 自发书写训练　D. 句法构成训练
E.短文书写训练

17. 对于重度失读症者，应最先进行哪种训练（　　）
A.文字和画匹配训练
B.情景画与句子匹配训练
C.执行简单文字指令训练
D. 读文章回答问题训练
E. 双重否定句的理解训练

18. 面-口失用的发生是因为（　　）
A. 肌力下降　B. 运动执行能力丧失
C. 语言理解困难　D. 运动协调障碍
E. 注意力差或不合作

19. 言语失用的病变部位以什么部位较常见（　　）
A. 一侧皮质下损伤
B. 两侧皮质下损伤
C. 优势半球Broca区周围损伤
D. 以上均对
E. 以上均错

（董继革　罗丽华　岳科玲　谢　瑛　陈　宸）

第4章 构音障碍

第1节 构音障碍的定义和分类

一、构音障碍的定义

构音障碍（dysarthria）是指由于构音器官先天性或后天性的结构或功能异常，与构音有关的神经、肌肉功能障碍所致的发音障碍及言语障碍。主要表现为可能或完全不能说话、发声异常、构音异常、音调和音量异常和吐字不清，不包括由于失语症、儿童语言发育迟缓、听力障碍所致的发音异常。多数患者同时伴有咀嚼、吞咽障碍和流涎等症状。

二、构音障碍的分类

根据病因可将构音障碍分为运动性构音障碍、器质性构音障碍和功能性构音障碍3类。

（一）运动性构音障碍

运动性构音障碍是由于神经病变、与言语有关的肌肉麻痹、收缩力减弱或运动不协调所致的构音障碍。此定义强调呼吸运动、共鸣、发音和韵律方面的变化，从大脑到肌肉本身的病变都可以引起运动性构音障碍。常见病因为脑血管意外、脑肿瘤、脑瘫、肌萎缩侧索硬化、重症肌无力、小脑损伤、帕金森病、多发性硬化等。运动性构音障碍可以单独发生，也可以与其他语言障碍同时存在，如失语症合并运动性构音障碍。

（二）器质性构音障碍

器质性构音障碍是指由于先天或后天原因构音器官的形态异常而导致的构音障碍。最常见的致病因素有先天性唇腭裂、先天性面裂、巨舌症、先天性腭咽闭合不全、后天的构音器官损伤等。此类构音障碍的言语表现虽因原发疾病而有所不同，但共同点均为发音不准。

（三）功能性构音障碍

功能性构音障碍是指不存在任何运动障碍、听力障碍和发音器官异常等情况下部分发音不清晰，发音错误表现为固定状态，多见于学龄前儿童。

第2节 运动性构音障碍

案例 4-1

患者，男，64岁。因双侧肢体活动不利伴言语表达不能2个月，以“脑梗死恢复期”收入院。患者2个月前无诱因出现呕吐1次，呕吐物为胃内容物，伴头晕、吐词欠清晰，约10min后送医院，血压为140/80mmHg，约40min后突发呼之不应，四肢无主动活动。头颅磁共振示脑干梗死。发病3周后呼之可睁眼，1个月后拔除尿管、鼻饲管，可睁眼示意。半个月前右侧示指掌指关节可屈伸活动，目前言语表达不能，四肢无主动活动，为求进一步治疗收入院。

言语情况：患者神清，体位控制差，向左侧倾斜，无言语。构音器官检查：最长呼气时间2s，音质嘶哑，声调过低，右侧嘴角下垂，面具脸，口唇运动范围减少，右侧软腭略有下垂，鼻漏气，舌运动范围减少，灵活性差，咀嚼范围减少。
问题：1. 该患者属于什么类型的构音障碍？
2. 请为该类型的构音障碍规划治疗计划。

一、运动性构音障碍的分类

根据神经解剖和言语声学特点，将运动性构音障碍分为以下7类。

（一）弛缓性构音障碍（周围性构音障碍）

1. 损伤部位与病因　常见于下运动神经元损伤或延髓麻痹，如进行性肌营养不良、脑神经麻痹等。

2. 言语特征　可闻及气体自鼻孔逸出声和吸气声，鼻腔漏气致呼气发音时出现语句短促，不适宜的停顿，低音调，音量减弱，字音不清等。

3. 伴随症状　肌肉运动障碍，肌力低下、肌张力降低、腱反射降低、肌萎缩等。

（二）痉挛性构音障碍（中枢性构音障碍）

1. 损伤部位与病因　常见于假性延髓麻痹，双侧上运动神经元损伤，如脑血管意外、脑瘫、脑外伤、脑肿瘤、多发性硬化等。

2. 言语特征　说话缓慢费力，并伴有说话短和面部表情改变，音拖长，不自然中断，发音不准，鼻音较重，缺乏音量控制，粗糙音、费力音。

3. 伴随症状　自主运动出现异常模式，伴有其他异常运动，肌张力增加，反射亢进或活跃，肌萎缩不明显，病理征阳性。

（三）运动失调性构音障碍（小脑系统构音障碍）

1. 损伤部位与病因　常见于小脑或脑干内传导束病变，如肿瘤、多发性硬化、酒精中毒、外伤等。

2. 言语特征　发音不清、含糊，不规则，主要以韵律失常为主，声音的高低强弱呆板震颤，初始发音困难，暴发性言语，重音和语调异常，间隔停顿不当（吟诗状或分节性言语）。

3. 伴随症状　运动震颤、不协调，肌张力低下，运动速度减慢等。

（四）运动过弱性构音障碍（锥体外系构音障碍）

1. 损伤部位与病因　常见于锥体外系病变，如帕金森病等。

2. 言语特征　由于运动范围和速度受限，发音为单一音量，单一音调，重音减少，有呼吸音或失声现象。

3. 伴随症状　肌强直，运动减少，震颤，面具脸等。

（五）运动过强性构音障碍（锥体外系构音障碍）

1. 损伤部位与病因　常见于锥体外系病变，如舞蹈病、肌阵挛、手足徐动症等。

2. 言语特征　构音器官的不随意运动破坏了有目的的运动而造成元音和辅音的歪曲，费力音，可突然开始或停顿，发音强弱急剧变化，类似运动失调性构音障碍。

3. 伴随症状　异常的不随意运动等。

（六）单侧上运动神经元损伤性构音障碍

1. 损伤部位与病因　大脑单侧上运动神经元损伤，特别是额叶。

2. 言语特征　通常临床症状较轻，主要为辅音发音不清，不规则的发音停顿，语速慢，粗糙或费力音，轻度鼻音化，部分语速快，过度重音或缺少重音变化，音量变低。一些严重病例可能合并失语症、失用症。

3. 伴随症状　如病灶对侧颜面下部肌肉无力，面部下垂和病灶对侧唇舌无力，病灶对侧肢体远端无力。

（七）混合性构音障碍（运动系统多重构音障碍）

1. 损伤部位与病因　常见于上、下运动神经元病变，如多发性硬化、肌萎缩侧索硬化等。

2. 言语特征　各种症状的混合。例如，多发性硬化的主要言语表现为音量控制失常、嗓音嘶哑费力、不适宜的音量控制、发音歪曲、不同程度的鼻音化构音、重音过强或语调发平；肌萎缩侧索硬化的主要言语特征为痉挛性和麻痹性变化，表现为鼻音化构音、气息音、言语速度减慢、舌的力量下降、音节的重复速度减慢。

3. 伴随症状　常伴随多种运动障碍。例如，多发性硬化的运动方面显示出共济失调和痉挛性变化；肌萎缩侧索硬化的运动方面显示出上、下运动神经元的退行性变化。

链接

运动性构音障碍的预后

运动性构音障碍的预后取决于神经病学状态和进展情况，双侧皮质下和脑干损伤、退行性疾病，如肌萎缩侧索硬化症和多发性硬化等预后最差。脑瘫患儿如伴有频繁的吞咽困难和发音很差，预后亦较差。儿童患者比成年患者有更大的康复可能，随着他们的成长，症状常有所减轻。单纯构音障碍的患者预后比构音障碍合并失语症、听力障碍或智力障碍的患者好。

二、运动性构音障碍的评定

（一）评定的目的和内容

1. 构音障碍的有无、种类和程度判定。

2. 原发疾病及损伤部位的推定，可作为制订治疗计划的依据。

（二）构音器官的评定

1. 目的　通过构音器官的形态和粗大运动的检查，来确定构音器官是否存在异常和运动障碍。通常需要结合病史、实验室检查、言语功能评定才能做出诊断。另外，听觉和整个运动功能的检查也有利于诊断的成立。

2. 范围　包括肺（呼吸功能）、喉、面部、舌、硬腭、腭咽、下颌。

3. 用具　压舌板、笔式手电筒、长棉棒、指套、秒表、叩诊槌、鼻息镜等。

4. 方法　观察安静状态下构音器官的同时，通过指示和模仿使其做粗大运动，并对以下方面做出评定。

（1）部位　构音器官的哪个部位存在运动障碍。

（2）形态　确认各构音器官的形态是否异常。

（3）程度　判定异常的程度。

（4）性质　确定异常是中枢性的、周围性的还是失调性的。

（5）运动速度　确认是单纯运动还是反复运动，是否速度低下或节律异常。

（6）运动范围　确定运动范围是否受限，协调运动控制是否低下。

（7）运动的肌力　确定肌力是否低下。

（8）运动的精确性、圆滑性　可通过协调运动和连续运动判定。

5. 检查说明　在做每项检查前应该与患者沟通，做好解释工作，使患者合作。按照构音器官检查记录表及构音器官检查方法的要求予以记录（表4-1，表4-2）。

表4-1　构音器官检查记录表

Ⅰ.呼吸

1. 呼吸类型：胸腹________；胸________；腹________
2. 呼吸次数：________次/分
3. 最长呼气时间：________秒
4. 快呼气：能________；不能________

Ⅱ.喉

1. 最长发音时间：________秒
2. 音质、音调、音量

a. 音质异常________	b. 正常音调________	c. 正常音量________	d. 总体程度	0	1	2	3
嘶哑________	异常高调________	异常音量________	气息声	0	1	2	3
震颤________	异常低调________	异常过低________	无力声	0	1	2	3
			费力声	0	1	2	3
			粗糙声	0	1	2	3

e. 吸气时发声

3. 音调、音量匹配

a. 正常音调________　b. 正常音量________
单一音调________　单一音量________

Ⅲ.面部

a. 对称________不对称________　b. 麻痹（R/L）________　c. 痉挛（R/L）________
d. 眼睑下垂（R/L）________　e. 口角下垂（R/L）________　f. 流涎________
g. 怪相：扭曲________抽搐________　h. 面具脸________　i. 口式呼吸________

Ⅳ.口部肌肉

1. 噘嘴	2. 咂唇	3. 示齿	4. 唇力度
a. 缩拢范围正常________	a. 力量正常________	a. 范围正常________	a. 正常________
缩拢范围异常________	力量减低________	范围缩小________	减弱________
b. 对称缩拢________	b. 口角对称________		
不对称缩拢________	口角不对称________		

Ⅴ.硬腭

a. 腭弓正常________　高窄腭弓________　b. 新生物________　c. 黏膜下腭裂________

Ⅵ.腭咽机制

1. 大体观察
a. 正常软腭高度________
软腭下垂（RL）________
b. 分叉悬雍垂（RL）________
c. 正常扁桃体________
肥大扁桃体________
d. 节律性波动或痉挛________

2. 软腭运动
a. 中线对称________
b. 正常范围________
范围受限________
c. 鼻漏气________
d. 高鼻腔共鸣________
低鼻腔共鸣________
鼻喷气声________

3. 鼓腮
a. 鼻漏气________
口漏气________

4. 吹
a. 鼻漏气________
口漏气________

Ⅶ.舌

1. 外伸	2. 灵活度		3. 舔唇左右侧
a. 正常外伸________	a. 正常速度________	c. 灵活________	a. 充分________
偏移（R/L）________	速度减慢________	笨拙________	不充分________
b. 长度正常________	b. 正常范围________	扭曲________	
外伸减少________	范围减少________		

Ⅷ.下颌

1. 颌张开闭合

a 正常下拉________	b. 正常上抬________	c. 不平稳扭曲或张力障碍性运动________	d. 下颌关节杂音
异常下拉________	异常上抬________		膨出运动________

2. 咀嚼范围
正常范围________
减少________

Ⅸ.反射

1. 角膜反射________　2. 下颌反射________
3. 眼轮匝肌反射________　4. 呕吐反射________
5. 缩舌反射________　6. 口轮匝肌反射________

表4-2 构音器官检查方法

	用具	说明	方法及观察要点
Ⅰ.呼吸（肺）	无	1."坐正，两眼往前看"	患者的衣服不要过厚，较易观察呼吸类型。观察是胸式、腹式、胸腹式。如出现笨拙、费力、肩上抬，应描述
	无	2."请你平静呼吸"	检查者坐在患者后面，双手放在胸和上腹两侧感觉呼吸次数，正常人16～20次/分
	无	3."请你深吸气后，以最慢的速度呼气"	检查者用放在胸腹的手，感觉患者是否可慢呼气及最长呼气时间，注意同时看表记录时间，呼气时发[f]、[s]音
	无	4."请用最快的速度吸一口气"	仍用双手放在胸部感觉
Ⅱ.喉功能	无	1."深吸一口气然后发[a]音，尽量平稳发出，尽量长"	不要暗示出专门的音调音量，按评定表上的项目评定，同时记录时间，注意软腭上提、中线位置。观察要点： a.正常或嘶哑，气息声、急促、费力声、粗糙声及震颤 b.正常或异常音调，低调 c.正常或异常音量 d.吸气时发声
	无	2."请合上我唱的每一个音"	随着不同强度变化发出高音和低音，评定患者是否可以合上，按表上所列项目标记
Ⅲ.面部	无	"请看着我"	这里指的是整个脸的外观，脸的绝对对称很可能不存在，不同的神经肌肉损伤，可具有不同的面部特征 a.正常或不对称；b.单侧或双侧麻痹；c.单侧或双侧；d.单侧或双侧眼下垂；e.单侧或双侧口角下垂；f.流涎；j.扭曲、抽搐、鬼脸；h.面具；i口式呼吸
Ⅳ.口面部肌肉检查	无	1."看着我，像我这样做"（示范缩拢嘴唇的动作）	评定嘴唇：a.正常或范围缩小；b.正常或不对称
	无	2."闭紧嘴，像我这样"（示范5次）	评定嘴唇：正常或接触力量降低（上下唇之间）
	无	3."像我这样呲牙"（示范2次）	观察要点：a正常或范围缩小；b.口角对称或偏移
	带绒线的纽扣	4."请张开口，把这个纽扣含在唇后，闭紧嘴看我是否容易把它拉出来"	把指套放在纽扣上，把它放在唇后、门牙之前，患者用嘴含紧纽扣后，拉紧线绳，逐渐增加力量，直到纽扣被拉出或显出满意的阻力。观察要点： a.唇力正常；b.唇力减弱
Ⅴ.硬腭	指套、手电筒	"头后仰，张口"	把指套戴在一只手的食指上，用另一只手打开手电筒，光照在硬腭上，从前到后、侧面及四周进行评定，用食指沿中线轻摸硬腭，先由前到后，再由左到右。观察要点： a.正常弓或高窄弓 b.异常生长物 c.皱褶是否正常 d.黏膜下裂
Ⅵ.腭咽机制	手电筒	1."张开口"	打开手电筒，光照在软腭上，在静态下评定软腭的外观及对称性。观察要点： a.正常软高度或异常软下垂 b.分叉腭垂 c.正常大小，扁桃体肥大或无扁桃体 d.节律性波动或痉挛
	手电筒和小镜子	2."再张开你的嘴，尽量平稳和尽量长地发[a]音（示范至少10s），准备，开始"	打开手电筒，光照在软腭上，评定肌肉的活动，并把镜子或鼻息镜放在鼻孔下。观察要点： a.正常中线无偏移或单侧偏移 b.正常或运动受限 c.鼻漏气 d.高鼻腔共鸣，低鼻腔共鸣，鼻喷气声
	小镜子或鼻息镜	3."鼓起，当我压迫时不让气从口或鼻子漏出"	把拇指放在一侧面颊上，中指放在另一侧面颊，然后两侧同时轻轻施加压力，把鼻息镜放在鼻孔下。观察要点： a.鼻漏气 b.口漏气
	气球和小镜子	4."努力去吹这个气球"	当患者企图吹气球时，把镜子放在鼻孔下。观察要点： a.鼻漏气 b.口漏气

续表

	用具	说明	方法及观察要点
Ⅶ.舌	无	1.“请伸出你的舌”	评定舌外伸活动： a.正常外伸或偏移 b.正常或外伸短缩，如有舌肌萎缩、肿物或其他异常需要做标记
	无	2.“伸出舌，尽量快地从一侧向另一侧摆动（示范至少3s），开始”	评定速度、运动状态和范围： a.正常或速度减慢 b.正常或范围受限 c.灵活、笨拙、扭曲或张力障碍性运动
	无	3.“伸出舌，舔嘴唇外侧及上下唇（示范至少3次），准备，开始”	观察要点： 活动充分、活动困难或活动受限
Ⅷ.下颌（咀嚼肌）	无	“面对着我，慢慢地尽量大地张开，然后像这样，慢慢地闭上（示范3次），准备，开始”	把一只手的食指、中指和环指放在下颌关节（TM），评定下颌的运动是否沿中线运动或有无异常的下颌运动。观察要点： a.正常或异常的下颌下拉 b.正常或偏移的下颌上抬及不自主的张力障碍性运动，颞下颌关节弹响或异常突起
Ⅸ.反射	细棉絮	1.患者睁眼，被检侧眼球向内上方注视	用细棉絮从旁边轻触侧角膜，引起眼急速闭合，刺激后闭合为直接角膜反射，同时对侧眼闭合为间接反射 a.被检侧消失，直接反射（+）；对侧消失，间接反射（+） 反射类型：一侧三叉神经疾病 b.患侧直接反射（+）；间接反射（-） 反射类型：一侧面神经麻痹
	叩诊锤	2.“下颌放松，面向前方”	将左手拇指放在下颌齿裂上，右手持叩诊锤轻叩拇指，观察其反射有无及强弱，轻度咬肌收缩或明显收缩为阳性，无咬肌收缩为阴性
	叩诊锤	3.“双眼睁开向前看”	用叩诊锤轻叩眼眶，两眼轻闭或紧闭为阳性，无闭眼为阴性，左右有差异要记录
	长棉签	4.“仰起头，大张开口”	用长棉签轻触咽弓周围，呕吐反应为阳性，无呕吐反应为阴性
	纱布块	5.“请伸出舌”	用纱布握住舌体突然向前拉舌，突然后缩为阳性，无后缩为阴性
	叩诊锤	6.“口部放松”	轻叩唇周，向同侧收缩为阳性，不收缩为阴性，注明左（L）、右（R）

（三）构音检查

构音检查是以普通话语音为标准，结合构音类似运动，对患者的各个言语水平及其异常的运动障碍进行系统评定，以发现异常构音。构音检查不仅对训练具有较好的指导意义，而且对训练后的患者进行再评定，修改、制订治疗方案均有价值。

1. 房间及设施的要求

（1）房间内应安静，没有可能分散患者注意力的物品。

（2）光线适宜，通风良好，放置2把无扶手椅和1张训练台。

（3）椅子高度应以检查者和患者处于同一水平为宜。

（4）检查时，检查者和患者可以相对而坐，也可并排而坐。

（5）为避免分散患者注意力影响评定结果，除非患者是年幼儿童，患者的家属及陪护不要在训练室内陪伴。

2. 检查用具　单词检查用图卡50张、记录表、压舌板、卫生纸、消毒纱布、吸管、录音机、鼻息镜，上述检查物品应放在一清洁小手提箱内。

3. 检查范围及方法

（1）会话：可以通过询问患者的姓名、年龄、职业和发病情况等，观察患者是否可以发声、讲话，音量、音调变化是否清晰，有无气息声、粗糙声、鼻音化、震颤等。一般5min即可，需要录音。

（2）单词检查：采用构音障碍检查50个单词图片，将图片按照记录表中词的顺序排好或在背面注上单词的号码，检查时可以节省时间。

记录表中所有的单词和文章等检查项目及记录均用国际音标，无法记录的要尽量描述。检查时，首先向患者出示图片，患者根据图片的意思命名，不能自述用复述引出，边检查边将检查结果记录在构音障碍的记录表上。对于正确、置换、省略、歪曲等的标记符号和标记方法见表4-3。

表4-3 构音障碍的记录方法

表达方式	判断类型	标记
自述引出、无构音错误	正确	○（画在正确单词之上）
自述、由其他音替代	置换	_（画在错误音标之下）
自述、省略、漏掉音	省略	/（画在省略音标上）
自述、与目的音相似	歪曲	△（画在歪曲音标上）
说出的是哪个音	歪曲严重、难以判定、无法判断	×（画在无法分辨的音标下）
复述引出		( )（画在患者复述出的词上）

注：如有其他异常，要加相应标记，四声错误要在单词上面或角上注明。

（3）音节复述检查：此表是按照普通话发音方法设计，共计140个音节，均为常用或比较常用的音节，目的是在患者复述时观察发音点的同时注意其异常构音运动，发现患者的构音特点及规律。方法：检查者说出一个音节，患者复述，标记方法同单词检查，同时把患者异常的构音运动记入构音操作栏，确定发音机制，以利于制订训练计划。

（4）文章水平检查：通过在限定连续的言语活动中观察患者的音调、音量、韵律、呼吸运动，选用一首儿歌，有阅读能力的由患者自己朗读，不能读的由复述引出，记录方法同前。

（5）构音类型检查　依据普通话的特点，选用有代表性的15个音的构音类似运动，如/f/、[f]，/P/、[b]，/p'/、[p]，/m/、[m]，/s/、[s]，/t/、[d]，/t'/、[t]，/n/、[n]，/l/、[l]，/k/、[g]，/k'/、[k]，/x/、[h]等。/f/示国际音标，[f]示汉语拼音。

方法：检查者示范，患者模仿，观察患者是否可以做出，在结果栏把能与不能项标出。此检查可发现患者构音异常的运动基础，对指导今后的训练有帮助意义。

（6）结果分析：将前面的单词、音节、文章、构音运动检查发现的异常分别记录，加以分析并确定类型，共9个栏目。

1）错音：是指发什么音时出现错误，如/P/、[b]，/p'/、[p]，/k'/、[k]。

2）错音条件：是指在什么条件下发成错音，如词头以外或与某些音结合时。

3）错误方式：所发成的错音方式异常。如错音、错音条件、错音方式等（表4-4）。

表4-4 错音、错音条件、错音方式举例

错音	条件	错误方式
[k]	[a]、[o]结合时	[t]
[f]	词头以外	歪曲

4）一贯性：包括发声（音）方法和错误。

5）发声（音）方法：发音错误为一贯性的以“+”表示，非一贯性（也就是有时正确）的以“–”表示。

6）错法：错误方式与错音是一致的以“+”表示，各种各样的以“–”表示。

举例：/ts/、/ts'/发成/t'/、/t/。如发声方式标记“+”，说明/ts/和/ts'/发音错误是一贯性的；若发声方式标记为“–”，说明患者将/ts/、/ts'/有时发成/t/、/t'/，有时发成其他音。

7）被刺激性：以音节或音素形式进行提示，能纠正构音错误的为有被刺激性，以“+”表示，反之为无被刺激性，以“–”表示。

8）构音类似运动：可以完成以“+”表示，不能完成为“–”。

举例：2（–），2-1（+）。说明项目2的总体运动虽不能完成，但项目中的分项2-1的运动可以完成。

9）错误类型：根据目前所了解的构音异常，共总结出26种类型集中在方框内，经前面检查分析，依异常特点从中选一项或几项相符类型填入结果分析表的错误类型栏内。

举例：/k/发成/t/，/k'/发成/t'/，为齿龈化，置换。/s/发成/k/为软腭化，置换。

（7）总结：把患者的构音障碍特点归纳分析，结合构音运动和训练计划进行总结（表4-5）。

表4-5　常见的构音异常

错误类型	举例	说明
省略	布鞋（bu xie）	物鞋（wu xie）
置换	背心（bei xin）	费心（fei xin）
歪曲	大蒜（da suan）	类似“大”中[d]的音，并不能确定为置换的发音
口唇化		普遍的将辅音发成[b]、[p]、[f]的音
舌口唇化		普遍的将辅音发成[d]、[t]、[b]、[p]、[f]的音
齿背化		普遍的将辅音发成[z]、[c]、[s]的音
硬腭化		普遍的将辅音发成类似[zh]、[ch]、[sh]和[j]、[q]、[x]的音
上齿龈化		普遍的将辅音发成[d]、[t]、[n]的音
送气音化	大蒜（da suan）	踏蒜（ta suan）普遍将不送气音发成送气音
不送气音化	踏（ta）	大（da）普遍将送气音发成不送气音
边音化		普遍的将辅音发成[l]
鼻音化	怕（pa）	那（na），普遍将非鼻音声母和韵母发成鼻音
非鼻音化		把[m]、[n]的音发成其他非鼻音的声母或韵母
无声音化		发音时部分或全部音只有构音器官的运动但无声音
摩擦不充分	发（fa）	摩擦不充分而不能形成清晰的摩擦音
软腭化		齿背音，前硬腭音等发成类似[g]、[k]的音
卷舌音化		将辅音普遍发成[zh]、[ch]、[sh]、[r]的音
腭化构音		发音时舌在硬腭和软腭前部形成卷曲气流从舌腭之间的空隙通过，发[g]、[k]、[c]的音较常见
声门破裂音		发某些辅音时，声音似从咽喉部强挤出，重症可能会完全省略掉摩擦和爆破的动作
破裂不充分		[b]、[p]、[d]、[t]等音爆破减弱
破裂音化		普遍发音表现为爆破表现，类似于[b]、[p]的爆破表现
不卷舌音化		常见将[zh]、[ch]、[sh]、[r]发成[z]、[c]、[s]或[d]、[t]的音
侧音化构音		发音时气流与颊黏膜之间产生共振，常把[ki]发成[gi]，并能听到气流的杂音
有声音化		可发声或有嗓音，几乎形不成具体的构音，含糊不清
鼻腔构音		发音时软腭振动形成软腭摩擦音，气流逸出鼻腔，常见把[gu]发成[ku]
齿间音化		发音时，舌尖位于上下切牙（前牙之间）多发生于[z]、[c]、[s]、[zh]、[ch]、[sh]，听起来其像咬着舌说话的感觉

（四）语音清晰度测试

构音障碍患者可以进行语音清晰度测试，适用于构音器官和构音检查后需要了解语音清晰度，以及语言治疗和训练后的效果。采用残疾人分类分级标准（国标）中的语音清晰度测试方法，共两套测试图片，每组25张图，可以评价患者的语音清晰程度，简单省时，易于操作。

1. 测试用图单词

（1）第一组：白菜 菠萝 拍球 飞机 毛巾 头发 太阳 电话 脸盆 萝卜 公鸡 火车 黄瓜 气球 西瓜 浇花 树叶 唱歌 照相机 手绢 自行车 扫地 碗 月亮 猴子

（2）第二组：苹果 拍球 冰糕 沙发 门 太阳 弹琴 电视 女孩 绿色 脸盆 蝴蝶 喝水 看书 汽车 熊猫 浇花 茶杯 唱歌 照相机 手绢 擦桌子 扫地 牙刷 碗

2. 测试方法 受试者面对主试者，主试者从两组图片中任意取一组图片，依次出示（25张图片），让受试看图片说出名称、同时录音。识字的测试对象可以直接读图片背面的文字。如果患儿不能正确说出图片代表的词语，主试者可以贴近受试者的耳朵小声说出该词语，注意不要让其他人员听到。为使测试结果更近实际，本测试采用三级人员测试方法，即依测试人员与被测试者接触密切程度分为三个级别：一级1名，二级1名，三级2名。一级测试人员为直接接触：测试对象的父母、兄弟、治疗师或语训教师；二级测试人员为间接接触：测试对象的亲属或者本地残疾人工作人员；三级测试人员为无接触：其他专业的人员。要求测试人员的听力正常。由以上4名测试人员听受试者的录音并记录下受试者说的词，然后与主试者对照正确答案，最后将4名测试人员记录的正确数累积，得出平均数，即可算出受试者的语音清晰度。

（五）仪器检测

1. 发声空气力学检测 常用于检测嗓音障碍和运动性构音障碍的发声功能，指标主要有最长发声时间（maximum phonation time，MPT）、音调（pitch，P）、音量（intensity，I）、平均气流率（mean airflow rate，MAR）。

（1）最长发声时间（MPT）：是在深吸气后舒适发元音（/a/、/i/或/u/音）的最长持续时间。发音时间长短与年龄、性别、职业和肺活量有关。运动性构音障碍MPT不同程度地缩短。

（2）音调（P）：即声音的高低，表示人的听觉分辨一个声音的调子高低的程度。该设备可以检测运动性构音障碍的音调变化。

（3）音量（I）：即声音的响度，是人耳对声音的强弱的主观评价尺度。其客观评价尺度是声音的振幅大小。单位为分贝（dB）。该设备可以检测出患者语音音量的大小值。

（4）平均气流率（MAR）：即发声时每秒通过声门的气流量。其是喉功能空气动力学检查的主要方法之一，嗓音学中主要用于判断声门闭合程度，闭合程度越差，流量就越高。运动性构音障碍患者发声功能异常主要表现为最长发声时间显著缩短至不足10s；音调、平均气流率显著降低。有报道证实短期康复治疗后，患者的MPT延长，但音调、音量及平均气流率改善不明显。

2. 鼻流量检测 共鸣是物体或含气腔对施加于其上的频率的振动性响应。共鸣障碍就是指在言语形成过程中，由于舌的位置、口腔的大小及明腔的开放程度异常，使得言语聚焦点出现偏差，影响咽腔、口腔、鼻腔的共鸣效应及言语的音色效果。鼻腔共鸣障碍是言语障碍的一种，它影响患者的发音清晰度。在运动性构音障碍中，鼻腔共鸣障碍患者占很大比例，因此对鼻腔共鸣障碍进行准确评估与矫治显得非常重要。鼻腔共鸣障碍的测量指标目前常用的是鼻流量。鼻流量是鼻腔声压级（n）占输出声压级[口腔声压级（o）和鼻腔声压级（n）之和]的百分比，可用下列公式表示：$[n/(n+o)]\times 100\%$，其主要作用是反映鼻腔共鸣功能是否异常。运动性构音障碍患者的鼻流量显著高于正常人，元音/i/及非鼻音句子鼻流量测定与鼻音化主观判定之间有一定的一致性，鼻流量测定可作为判定运动性构音障碍患者鼻音化情况的客观指标。

3. 多维嗓音发声分析系统（MDVP） 是一种以计算机为基础的多参数嗓音发声分析系统。被应用于理论研究及构音障碍患者的临床评价及治疗中，它可以对嗓音进行迅速而标准的评价，特别是可作为嗓音障碍特征的评价工具。它可以分析持续发音或任一言语样本基频（fD）、平均基频（MFF）、平均调长、持续时间、基频微扰值（jitter值）、振幅微扰值（shimmer值）、频率微扰商（PPQ）、平滑频率微扰商（sPPQ）、振幅微扰商（APQ）、振幅峰值变异、谐振比（H/N）等大量参数。这些参数亦为我国计算机语音频谱分析嗓音的常用参数。这样可以把患者的声音特点、发音部位、发音方法视觉化、客观化，以便及时为临床诊治及康复提供有效客观指标，从而进一步提高言语治疗的效果。在利用MDVP对构音障碍的声学分析，需注意以下事项。

（1）首先要选用适宜的言语样本，一般要求持续发音时间在3s或以上，重度患者不能达到3s的，也要尽量保证发音能代表整个言语特征。

（2）所分析的样本可以用与电脑连接的高品质麦克风装置直接录到电脑硬盘上，也可以用高品质数字录音装置录入数码录音笔（DAT）记录。

（3）选取足够的规范化数据时，需要考虑多种影响因素，如受试者的性别、年龄等，有时甚至需要此领域多个专家共同讨论并取得一致意见。当然，对MDVP的可靠性及敏感性还需要进行更深入的研究，以更好地应用于理论或临床。

三、运动性构音障碍的治疗

运动性构音障碍的治疗目的是促进构音器官重新获得协调运动功能，使患者正确地发音、说话。治疗要在安静场所进行，急性期可以在床边进行，如果能够在轮椅上坚持30min，可以在治疗室进行。多采用一对一的治疗方法，也可进行集体治疗。

（一）治疗原则

1. 针对言语表现进行治疗　一般情况下，治疗计划通常以言语表现为重点，兼各种不同类型构音障碍特点进行设计。由于言语的发生受神经和肌肉控制，身体姿势、肌张力、肌力和运动协调能力都会影响到言语的质量。言语治疗应从改变这些状态开始，从而促进言语能力的提高。

2. 按评定的结果选择治疗顺序　一般情况下，按呼吸、喉、腭和腭咽区、舌体、舌尖、唇、下颌运动逐个进行训练，遵循由易到难的原则。根据构音器官评定所发现的异常部位，确定构音运动训练的出发点，多个部位的运动障碍要选择几个部位同时开始训练。随着构音运动的改善，开始构音训练。对于轻中度者，以自身主动练习为主；对于重度者，由于患者无法进行自主运动或自主运动很差，更多地需要治疗师采用手法辅助治疗。

3. 选择适当的治疗方法和强度　训练方法上要注意个体差异，避免过度疲劳，需结合患者的生活、年龄、认知水平及趣味性等，治疗次数和时间原则上越多越好，时间一般为每次30min。

4. 治疗师起引导作用　治疗师的言语要缓慢，语调平稳，声调要低，营造平静、轻松、和谐的气氛。

（二）运动性构音障碍治疗的具体方法

1. 放松训练　痉挛性和运动过强性构音障碍的患者，通常都存在咽喉肌、舌肌及肢体等肌张力增高，由于发声肌群紧张，患者无法正常发声。通过放松肢体的肌紧张，可以使发声相关的肌群也相应地放松，从而改善患者的发声与构音状态。根据患者的肢体功能状态，可以采取卧位或坐位，注意力集中于放松的部位，第一次运动时间为15～20min，当患者对运动熟悉后，可缩短时间。放松训练的目的是鼓励患者通过身体各部位的紧张与放松的对比，体验松弛感。放松训练不必严格遵循顺序，可根据患者情况把更多的时间用在某一部位的训练上。鼓励患者学会某些放松的基本技巧并能在家中继续练习，练习时可同时播放一些缓慢、放松的音乐（图4-1）。

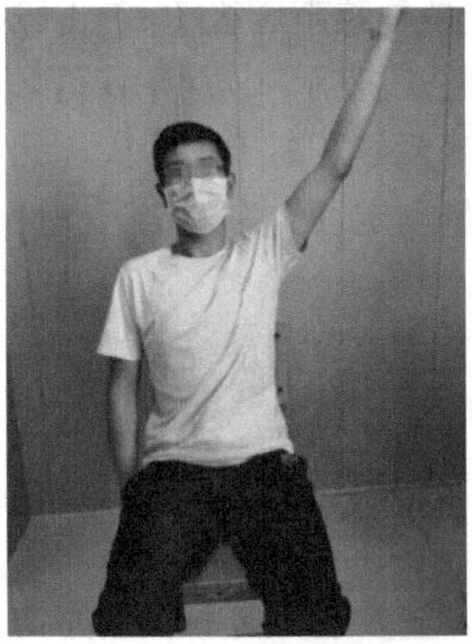

图4-1　放松训练

（1）足、腿、臀的放松：①脚趾向下屈曲3～5s，然后松弛，反复数次；②踝关节旋转，每次转一只脚，然后松弛；③坐位，双脚平放在地板上用力向下踏3s，然后松弛，反复数次，感受小腿腓肠肌的用力和放松；④双膝关节伸直3s，然后放松，感受大腿的用力和放松；⑤坐位，双手置于双膝上，躯干屈曲向前探，处于即将站起来的状态，维持3s，然后坐下，放松，感受股四头肌、臀大肌紧张和松弛；⑥提醒患者应感到下肢和臀部有所放松。

（2）腹部、胸部及背部的放松：①嘱患者把注意力集中在腹部、胸部、背部，但依然需要保持双脚、腿和臀部松弛；②要求患者收腹，使腹肌收缩、紧张保持3s后放松，重复数次，并要求患者在收腹时注意背肌、胸肌的紧张，并体验放松时的松弛感；③在肌肉松弛时，鼓励患者平稳地深呼吸。

（3）手和上肢的放松：①嘱患者把注意力集中在手和上肢上，要继续保持双脚、腿、臂部、腹部、胸部、背部的松弛；②要求患者握拳持续几秒，然后放松，重复数次；③双上肢向前举到与肩水平，保持3s，然后放松，反复数次；④将上述动作结合起来做，在举上肢的同时紧握双拳保持3s，然后放下双臂，双手松开，反复数次；⑤提醒患者注意紧张感与松弛感的对比；⑥如果手仍然感到紧张，要求患者腕部平稳地抖动，直到感到松弛。

（4）肩、颈、头的放松：①该放松训练前，要检查患者身体其他部位的紧张和松弛，如又恢复到原来习得性紧张，要求患者把注意力依次集中在身体的某一部分，平稳地呼吸；②嘱患者把注意力集中在肩、颈、头，吸气时双肩向上耸、外展，保持3s，呼气时坠肩放松，重复数次；③头前屈下垂向胸靠拢，停留3s，平稳地向后仰，停留3s，缓慢地将头偏向一侧，再缓慢转向另一侧，先顺时针后逆时针运动，可以闭目防止眩晕。为了确保头部运动平稳和缓慢，治疗师可站在患者身后用手扶着患者头部做上述动作，当患者不能主动运动时，被动活动要注意患者头颈部肌张力的变化，不可与之对抗；④将眉毛向上挑起，皱额，然后放松，重复数次，感觉紧张和松弛；⑤紧闭双唇，将舌用力抵住硬腭，保持3s，放松，唇张开，舌缓慢离开硬腭，重复数次；⑥缓慢平稳地移动下颌，由一侧移向另一侧，然后下颌上下左右旋转，放松；⑦尽可能用力皱起脸，保持3s，然后放松，重复数次。

2. 呼吸训练　呼吸气流的控制和气流量是正确发声的基础，是保证语调、韵律正确的先决条件，呼气时声门下形成一定的压力是发声和构音的必要条件，若不改善呼吸控制能力则不能改善发声。重度构音障碍患者通常很难在声门下和口腔形成一定压力，应把呼吸训练作为首要训练项目。训练时间可视个体情况而定，通常每次5～20min（图4-2）。

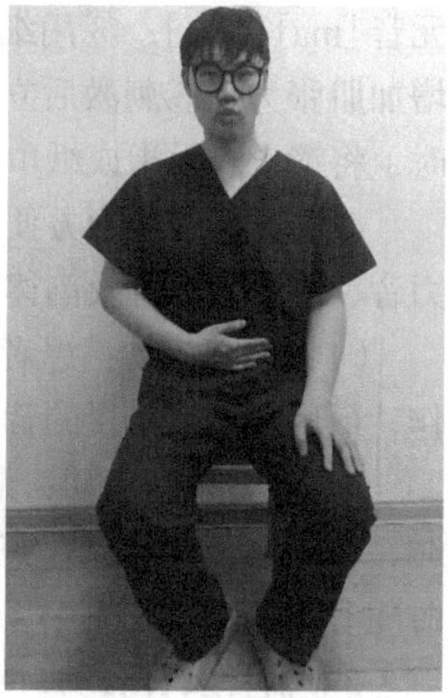

图4-2　腹式呼吸训练

（1）体位：首先应调整体位。如果患者可以坐稳，坐姿应做到躯干直立，双肩水平，头保持正中位。如果病情不允许坐位，可采取平卧位，头偏向一侧或侧卧位。

（2）吸气辅助训练：治疗师站在患者身后，将双手置于患者腋下，随患者吸气动作开始辅助患者双手向后上抬举，使患者胸廓容积增加，提高吸气容量。

（3）呼气辅助训练：如果患者呼吸短而且弱，可采取呼气辅助训练方法。治疗师将双手放在患者两侧肋弓稍上方的位置，嘱患者自然呼吸，在呼气终末时给其压力，使患者呼气量增加，这种训练也可以结合发声、发音一起训练。

（4）口、鼻呼吸分离训练：平稳地由鼻吸气，然后从口缓慢呼出。如果患者不能自行完成，治疗师或患者家属的拇指、示指上戴指套挤压患者的上、下唇，使其闭合成不漏气状态，嘱患者用鼻吸气，吸气末放开患者双唇，同时立即捏紧患者的鼻子，嘱其由口呼气，然后休息30s左右。这种训练可根据患者情况进行5～10个循环。

（5）呼气气压控制及维持训练：治疗师数1、2、3时患者吸气，然后数1、2、3时患者憋气，再数1、2、3时患者呼气，以后逐流增加呼气时间直至10s。呼气时尽可能长时间发[s]、[f]等摩擦音，但不发出声音。经数周训练，呼气时进行同步发音，并坚持10s。

（6）辅助呼吸训练：利用吸管进行舌正中呼气的训练，利用吹气球进行呼气保持训练，利用吹蜡烛进行吹气力量的训练。

3. 构音器官运动训练　分析患者构音器官的评定结果，判断构音器官的运动力量、范围、准确性及灵活度是否正常。首先集中训练运动的力量、范围和准确性，然后再进行速度、重复和交替运动的练习，这对产生准确、清晰的发音非常重要。

（1）下颌运动训练：①尽可能大地张嘴，使下颌下降，闭口，缓慢重复5次，休息。治疗师可以用手扶持患者下颌骨来控制速度和幅度，需要保持上、下颌最大的运动范围；②下颌前伸，缓慢地由一侧向另一侧移动，重复5次，休息；③当出现下颌下垂或偏移使口不能闭合时，可利用下颌反射帮助下颌上抬，逐步使双唇闭合。

（2）唇舌协调运动训练（图4-3）：①双唇尽量向前噘起（发[u]音的位置），然后尽量向后收拢展唇（发[i]音的位置），重复5次，休息，逐渐增加交替运动的速度并保持最大运动范围；②双唇紧闭，夹住压舌板，增加唇闭合力量，治疗师可向外拉压舌板，患者抗阻防止压舌板拉出，双唇的训练不仅可以为发双唇音做好准备，而且流涎也可以逐步减轻或消失；③鼓腮叩气，有助于发爆破音，患者也可以鼓腮时自己用手指挤压双颊；④连续伸舌、缩舌运动：舌尽量向外伸出，然后缩回，向上向后卷起，重复5次，休息，逐渐增加运动次数，治疗师可以用压舌板给舌运动抗阻；⑤舌尖伸卷练习：舌面抬高至硬腭，舌尖可紧贴下齿，重复5次，休息，逐渐增加运动次数；⑥左右摆舌运动：舌尖伸出，由一侧口角向另一侧移动，可用压舌板抗阻运动，逐渐增加速度；⑦舌尖沿上下齿龈做环形“清扫”动作。

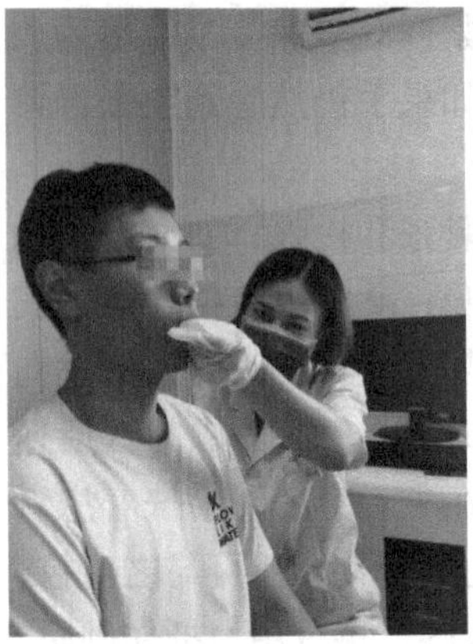

图4-3 舌训练

（3）软腭抬高：构音障碍常见的共鸣异常多有鼻音过重，这是由于软腭运动无力、软腭的运动不协调及运动速度和范围减退。训练方法：①重复发[a]音，每次发音后休息3～5s；②重复发爆破音与开元音[pa]、[da]，重复发摩擦音与闭元音[si]、[shu]，重复发鼻音与元音[ma]、[ni]；③用细毛刷直接刺激软腭；④如果软腭轻瘫，用冰块快速擦软腭，数秒后休息，可增加肌张力；⑤刺激后立即发元音，同时想象软腭抬高，然后鼻音与唇音交替，作为对照；⑥发元音时，将镜子、手指或纸巾放在鼻孔下，观察是否有漏气。

4.构音训练　为方便理解及记忆，本节将语音启动、言语速度、语音辨别、克服鼻音化、克服费力音、克服气息音及韵律训练归为构音训练。

（1）语音启动：患者在进行构音运动训练后，要尽量长时间保持这些动作，随后做无声的发音动作，最后轻声引出目的音。

1）元音发音启动：语音启动的原则为先发元音，然后发辅音，如[a]、[u]、[i]。如目的音是[a]时，可先用鼻深吸气，在吸气末尽可能大地张嘴（[a]音的起始发音动作），同时憋气，当嘴张到最大时随着呼气发[a]。

2）辅音发音启动：辅音训练应先从双唇辅音开始，如[b]、[p]、[m]。如目的音是[b]、[p]时，可先用鼻深吸气，在吸气末紧闭双唇（双唇音的起始发音动作），同时憋气，随着呼气发[b]、[p]。随着呼气应拖长音发[b]，以控制将不送气音[b]发成送气音[p]。当目的音是[m]时，双唇闭锁，用鼻腔共鸣发声。

3）音节发音启动：能发上述音后，将辅音与元音结合成音节，如[ba]、[pa]、[ma]、[fa]。进行音节练习时，语速应缓慢，最好是拖长音拼读。如目的音为[ba]时，发音为[b-a-ba]。这样发音可使语音间的结合时间充足，有利于口形的转换及舌体的滑动。

4）单词、句子发音启动：当熟练掌握元音、辅音、音节的发音后，就采用元音+辅音+元音的形式继续训练，如[a]、[b]、[a]，[a]、[m]、[a]、[a]、[p]、[u]等，最后过渡到单词和句子。单词训练应从简单的重叠词开始，如“爸爸”“妈妈”等，逐渐过渡到普通单词。句子的训练也是从易于发音的简单句子开始，如“爸爸爱宝宝”。

（2）减慢语速：运动性构音障碍的患者可能绝大多数音可以发，但是由于构音器官的运动及灵活度异常，易使多数音发成歪曲音或韵律失常，控制语速可以明显改善言语清晰度。可以利用节拍器发音，由慢到快；也可让患者朗读节奏很强的诗歌，治疗师用手或笔敲打节奏点，帮助患者控制节奏，从而提高言语清晰度（图4-4）。

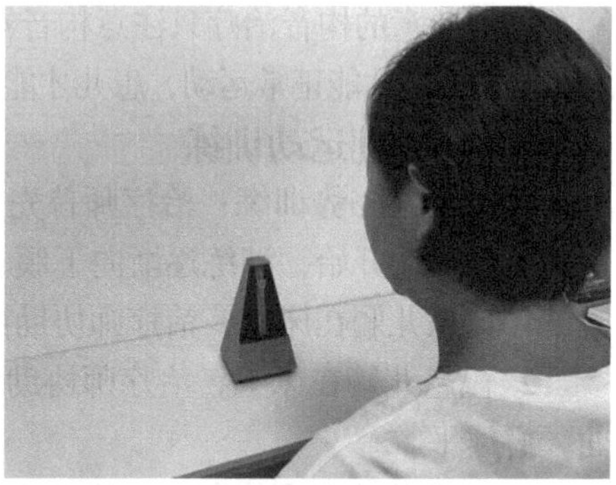

图4-4 节拍器练习

（3）语音辨别训练：患者对语音的分辨能力对准确发音非常重要。首先要分辨出错音。可以通过口述或放录音，也可以采取小组形式，由患者说一段话，让其他患者评议，最后由治疗师纠正。

（4）克服鼻音化训练：鼻音化构音是由于软腭运动减弱，腭咽部不能适当闭合，而将非鼻音发成鼻音，可以通过以下方法改正。①引导气流法：如吹纸片、吹蜡烛、吹哨子等，此时若有鼻漏气，可用小夹子夹住双侧鼻翼，辅助封堵鼻腔。②鼓腮保持法：患者进行鼓腮保持，使口内气流维持在口腔前庭，进一步模仿漱口动作，增加鼻咽部的封闭力量。③鼓腮吐气法：患者鼓腮保持，然后从双唇将口内气流吐出，类似发[pu]的音节，连续吐气可以增强气流在口内的保持并提高鼻咽部的封闭能力。④“推撑”疗法：患者坐位，双手掌向上用力做抬举桌子边缘的动作，在用力的同时发[a]音，以促进腭肌收缩和上抬。此外，发舌根音“卡”也可以加强软腭肌力，促进腭咽闭合。

（5）克服费力音训练：由于声带过分内收，致使发音时声音似从喉部挤出来，克服费力音训练的目的就是让患者获得容易的发音方式。方法如下：①让患者在打哈欠状态下呼气，在呼气相时教患者发出词或短句（打哈欠时声带可以完全打开、停止过分内收）；②训练患者随着[he]音发音（声带外展）；③训练患者咀嚼时从不发声到逐渐发音，使声带放松和产生适当的肌肉张力。另外，以头颈部为中心的放松训练也可以应用。

（6）克服气息音训练：声门闭合不充分，可以引起气息音，所以要训练在发声时关闭声门。方法如下：①“推撑”训练；②用一个元音或双元音结合辅音和另一个元音发音，如[ama]、[eima]等。用此种方法可以诱导产生词、词组和句子。

（7）韵律训练：用于言语表现为音调、音量单一及节律异常的患者。可以利用电子琴等乐器，让患者随音的变化训练音调和音量。利用节拍器设定不同节律和速度，让患者随节奏纠正节律。

5. 其他治疗方法　如电针刺激舌根处的舌下神经，通过神经回路引起语言的神经反射；低频电刺激咽喉部肌肉，调整肌张力；肌电引导下行A型肉毒碱注射，治疗内收型痉挛性构音障碍等。

6. 交流辅助系统　适用于严重构音障碍的患者，主要是利用图片或文字设计交流板、电子交流仪器等。目前我国主要是为患者设计交流图板和词板。由于设计交流板需要多方面知识，治疗人员应该与其他专业人员共同设计和制作。设计交流板要注意以下几点。

（1）内容：要使交流板上的内容适合患者。

（2）操作：如何使用交流板，也就是利用身体的哪一部分操作，需充分考虑患者的残存能力，对运动、认知、语言能力等进行全面的评定。例如，患者为一侧瘫痪，可以选择文字交流板或图形交流板；如患者是四肢瘫合并重度构音障碍，只有头和眼可以活动，便可以用“眼球指示”或“头棒”来选择交流板上的内容。

（3）训练和调整：随着患者交流水平的提高，要及时调整交流板上的内容。

四、脑瘫儿童构音障碍的康复治疗

脑瘫儿童多伴有全身、躯干或肢体运动障碍，可影响发音器官的运动功能。脑瘫儿童的口唇、舌、下颌、软腭、鼻咽等构音器官运动障碍可影响到言语清晰度。

脑瘫儿童异常表现为：①不随意下颌上抬运动，如口唇运动、伸缩舌等；②不能进行口唇开合、噘嘴、呲牙等轮替运动或运动受限、速度降低；③舌运动能力低下或有不随意运动所导致的构音运动准确性障碍；④下颌开合困难、轮替运动速度低下所致的言语速度缓慢；⑤鼻咽腔闭锁功能不全所致鼻音过重。

脑瘫儿童的构音治疗只注意构音器官运动功能、构音训练等方面是不全面的，只有全身状态趋于正常，构音器官才能正常运动，患儿才能正常发音。故脑瘫儿童构音训练以基础训练和构音言语训练为主。

（一）基础运动训练

抑制异常姿势训练：治疗师首先应该将与构音密切相关的异常反射姿势予以抑制，从头、颈、肩等大关节运动开始，训练逐渐向下颌、口唇、舌等精细运动过渡。

1. 让患儿躺在床上，治疗师协助患儿将髋关节、膝部、脊柱、肩部屈曲，头后仰。

2. 让患儿躺在床上，治疗师协助患儿将膝关节屈曲下垂于床边，髋关节和脊柱伸展，头颈向前屈曲，肩放平。

3. 将患儿从后面抱起，令患儿坐在治疗师（跪姿）的腿上，然后轻轻转动患儿的躯干、骨盆，以缓解患儿躯干、骨盆的紧张度，然后将患儿双手放在前面的桌上或训练台上，双脚在地上放平。

4. 利用针对异常反射姿势的座椅或轮椅等仪器训练。

（二）言语训练

1. 构音器官运动训练

（1）呼吸控制训练：①将口鼻同时堵住，闭住呼吸一定时间后急速放开，从而促进深呼吸；②患儿仰卧位，屈髋屈膝，用大腿前部压迫腹部，然后迅速伸直下肢，使腹部的压迫迅速解除而促进深呼吸；③对有一定理解力的患儿，用言语指示："深吸一口气，然后慢慢呼气"；④患儿呼气时间短且弱，可选择卧位，帮助患儿进行双臂外展和扩胸运动的训练，也可在呼吸末按压腹部来增加呼气力量，或者选择吹口琴、吹肥皂泡等方法训练。

（2）改善下颌及口唇训练：脑瘫患儿流涎的原因通常为下颌控制不良，口唇难以闭合，以致无法构音。方法如下：①用冰块对口唇进行冷刺激，或用刷子快速刷口周、口唇、下颌内侧，诱导下颌反射，促进下颌上抬，口唇闭合。②颌抬高，尽可能大地张嘴，使下颌下降，然后闭口。以后加快速度，但保持上下颌最大运动范围。也可以训练下颌前伸，然后由一侧向另一侧运动。③唇闭合、唇角外展：双唇尽量向前噘起（发[u]音的位置），然后尽量向后收拢（发[i]音的位置）。逐渐增加轮替运动的速度，并保持最大运动范围。双唇闭紧夹住压舌板，阻抗治疗师向外的拉力以增加唇闭合力量。

（3）改善舌的控制：对于脑瘫儿童，正确掌握舌的运动非常难，多数是完全不可能的，但对于有潜力的轻度患儿，这种运动训练非常必要。舌的控制可分为以下阶段：①舌和下颌的协调，即咀嚼运动，以及唇舌的协调性，可以利用吸管加以促进；②治疗师让患儿的口稍稍张开，并保持下颌的位置，上舌尖向前齿方向运动，当出现所希望的动作时，治疗师可以逐渐减少对下颌的支持，向能够自我控制的方向过渡；③将海绵、软木塞等放入患儿口中，让舌按前后左右等指定方向移动，为防止误咽，可用线系上，也可以用棉签和糖等放在口中，用舌来舔。

2. 构音训练　按照构音检查结果对患儿进行正确的训练。最好是利用现在所能发出的音进行，先由容易的音开始（双唇音），然后向较难的音（软腭音、齿音、舌齿音等）方向发展。训练是按单音节→单词→句子→短文的顺序进行的，在发音时姿势很重要。

（1）双唇音[b]、[p]、[m]、[w]：采取的姿势是仰卧位的反射抑制姿势，治疗师用手指轻轻地闭合患儿口唇，鼓励患儿模仿治疗师发音。

（2）软腭音[g]、[k]、[h]：可以采取仰卧位、两腿向胸部屈曲、头后仰的姿势，或坐在台子上，躯干后倾、双手放在躯干两侧、头向后倾的姿势。在这种姿势下，将手指轻轻压迫下颌（相当于舌根部），在手指离开的同时发声。治疗师发目的音让患儿听，以增强其听觉刺激。

（3）齿音、舌齿音[t]、[d]、[s]、[n]、[z]：采取双腿下垂、两手臂支持躯干、头向前屈的姿势，或是在仰卧位的情况下双腿下垂，治疗师支持患儿的头向前屈的姿势，在保持以上姿势的同时使头前屈，被动地使下颌由下向上推压，让患儿模仿治疗师发音。

3. 韵律训练　由于运动障碍，很多患儿缺乏抑扬顿挫和重音变化，表现为音调单一、音量单一及节律异常。可以利用电子琴等乐器，让患者随音的变化训练音调和音量。也可以用可视语音语调训练仪来训练，使患儿在玩的同时进行韵律训练。对节律的训练，可以用节拍器或打拍子纠正节律异常。

（三）其他相关训练

下颌、口腔、舌、软腭等发音器官也与摄食有关，故在对儿童言语训练时，也要对其进行摄食训练。脑瘫患儿还存在口腔器官的原始反射，如咬合反射、吸吮反射、呕吐反射等，口腔及其周围存在高敏感性，所以口腔知觉训练也是必要的。

1. 摄食训练　摄食功能与说话的关系密切，两者都需要构音器官的协同运动。如果进食功能不健全，敏捷而复杂的发音说话是不可能的。

脑瘫儿童的进食功能发育较正常儿童延迟，主要表现为：①突然、不自主地伸吐、回缩舌及不自主地侧向动作；②下颌运动稳定性低下；③颈部过度后伸、前屈或侧伸，甚至有扭转；④咬肌强力收缩、牙关紧闭、少数患儿有磨牙的症状；⑤口腔敏感，觅食反射、呕吐反射残存；⑥可有无效的不协调的吞咽和缺乏口唇关闭的同步动作；⑦软腭运动功能低下等。

具体训练方法如下。

（1）食物选择：根据摄食功能障碍的程度选择糊状→软食→固体食物→正常食物。当进食糊状食物和软食时最好采取抱姿。

（2）抑制原始反射的姿势：让患儿髋关节屈曲90°，骨盆与脊柱的位置保持正常状态。缓慢活动头部，降低颈部的紧张性，从而使头部能稳定在身体正中位置。

（3）脱敏训练：脑瘫患儿还存在口腔器官的原始反射，可以利用刺激口唇、脸颊、舌等肌群来增强进食功能，改善吞咽、咀嚼功能。

（4）直接进食训练：对进食过程中送入、咀嚼、吞咽等各个分过程进行功能训练。如患儿不能主动进食，治疗师需把食物放在牙齿与颊之间，让患儿用舌把食物送到口腔，治疗师用拇指、示指和中指顶住下唇和下颌，防止食物流出，协助完成吞咽动作。

2. 口腔知觉训练　脑瘫患儿多数有颜面及口腔内触觉异常敏感，因此特别反感接触这些部位，有的甚至会出现全身性紧张、痉挛性反应。正常儿童发育阶段喜欢将手里的东西放在口内来感知物体形状，促进口腔的知觉发育，但脑瘫患儿由于敏感及运动障碍，缺乏这种体验。因此，治疗师在训练时要尽量使用各种各样形状的较硬物体对口腔及舌进行刺激，其中冰刺激训练方法非常重要，可以改善口腔的知觉。

对于脑瘫患儿语言障碍的治疗，不仅仅是治疗师一个人的工作，需要团队的力量才能取得最佳的康复效果，所以对家属指导也是不可缺少的环节。

第3节　器质性构音障碍

器质性构音障碍是指由于先天或后天的原因，构音器官的形态、结构异常，致使构音器官功能出现异常引起的构音障碍。临床上最常见的是腭裂，其次是舌系带短缩。

一、器质性构音障碍的病因

（一）先天性病因

先天性疾病、发育异常导致构音器官的形态、结构及功能损伤，从而出现构音障碍。如腭咽闭合功能不全、先天性腭咽闭合不全、黏膜下腭裂、先天性舌系带短缩（图4-5）、先天性巨舌症等均可引起构音障碍。

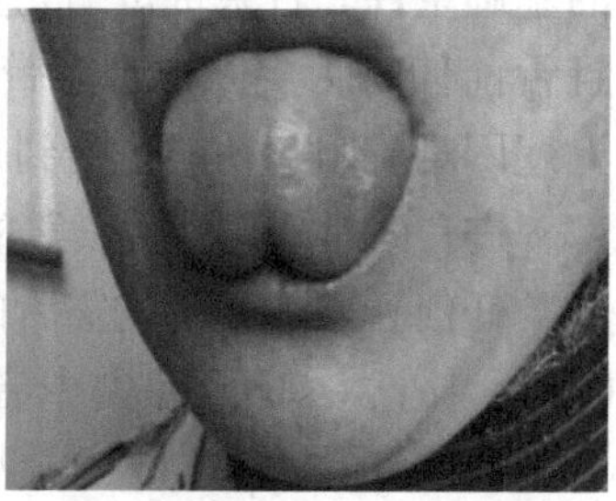

图4-5　先天性舌系带短缩

（二）后天性病因

外伤、后天性疾病导致构音器官形态、结构及功能的损伤，从而导致构音障碍。如声带肿瘤术后、喉返神经损伤、喉部肿瘤或外伤致喉全切或部分切除术后、声带息肉等引起的构音障碍。

二、临床常见的言语症状

引起器质性构音障碍的疾病有多种，其言语症状因病因不同而有所不同。以下主要介绍腭裂、舌系带短缩所致构音障碍的主要临床表现。

（一）腭裂引起的发音异常

1. 腭裂引起的发音异常　腭裂患者的呼吸和发声功能均正常，其异常语音是由共鸣能力和构音能力出现障碍所致。

（1）共鸣异常：正常生理状态下，发元音和非鼻音的辅音时，口鼻腔因腭咽闭合而完全分隔、口腔独立完成共鸣；当腭咽闭合不全时、口鼻腔相通而导致一部分气流进入鼻腔，产生鼻腔共鸣。共鸣异常有以下表现。

1）开放性鼻音：即鼻音过重，也称鼻音化。它是腭咽功能不全时的常见表现，如发[a]音时发成了[ang]音或[an]音。

2）闭塞性鼻音：即鼻音过少，常见于鼻腔堵塞、腺样体肥大以及咽腔狭窄，发音时类似于感冒后的鼻塞音。此类音多于发[m]音或[n]音时出现。

3）鼻漏气：是指发音时不能关闭口咽及鼻咽之间的通道，声音由鼻孔逸出。尤其发辅音时，由于气流大部分自鼻腔流出，口腔内气流较少，导致发音含糊不清、音调低沉和音量小。如发[p]音或[t]音等送气音时较容易出现。

（2）构音异常：构音活动中最主要的是舌和腭的相对运动，由于舌位的变化和舌腭的接触，从而发出不同的元音和非鼻辅音。腭裂患者发音过程中试图在气流通过腭咽部进入鼻腔前利用咽部与喉部肌肉的紧张性变化阻挡住进入鼻腔的气流，从而形成异常摩擦而发出特殊的发音，主要分为3种。

1）声门爆破音：是"腭裂语言"的代表音，特点是发某些辅音如[pa]、[ta]、[ka]时，声音似从咽部强挤出，辅音起声时间消失或过短，严重者发辅音时完全会省略掉摩擦和爆破的动作，同时伴随有面部表情。

2）咽喉摩擦音：是腭咽闭合功能不全患者特有的一种异常语音，主要表现在发摩擦音如[z]、[c]、[s]、[j]、[q]、[x]时，咽腔缩小，舌根和咽喉摩擦而形成的异常构音，语音清晰度较低。

3）爆破音：也是腭咽闭合不全的特有语音，发音的过程几乎都是舌根和咽后壁的闭锁和开放来完成。在发[k]、[g]等音时最容易发现。

2. 补偿形态、结构异常而形成的错误构音　此类发声习惯是患者为了补偿形态异常而形成的错误构音方法，矫形手术后也不易自我纠正，必须在术后进行功能锻炼。常见的补偿性错误构音有腭化构音、侧化构音、鼻咽构音等。

（二）舌系带短缩所致构音障碍

舌是一个具有高度活动性的发音器官，正常的舌体形态和灵活的舌运动功能是人类产生复杂语音的基础条件。舌系带短缩儿童主要临床表现为舌不能正常前伸，舌伸出口腔的部分比正常人的短，而且舌前伸时舌尖因被舌系带牵拉而出现凹陷，呈"W"形（正常人舌伸出时舌尖呈"V"形），舌尖上翘困难。咀嚼功能也受到非常大的影响，通常在吃饭时咀嚼很慢，由于舌不能很好地将食物运到咽部，进食时常采用"吞食"的方法。舌系带短缩儿童的异常构音就是因为舌在口腔中的活动受限所致。人类任何音素的发音均需舌的参与，因此舌系带短缩对全部音素的发音均有影响。主要影响舌尖前音（[z]、[c]、[s]）、舌尖中音（[d]、[t]、[n]、[l]）、舌尖后音（亦称卷舌音）（[zh]、[ch]、[r]）、舌面音（[j]、[q]、[x]）、舌根音（[g]、[k]、[h]）的发音，尤其是对卷舌音、腭音、舌尖前音的影响较大。临床主要言语症状是吐字不清，不能很好地与人沟通。对于这种儿童，通常在舌系带矫正术后进行准确发音训练和舌灵活度训练。

三、器质性构音障碍的评定

器质性构音障碍患者因其病因不同，评估的侧重点亦有所不同，但对所有器质性构音障者的评估目的均是一样的，即为了解构音器官解剖形态、完整性、运动状态和功能的基本情况，指导患者进行相应的治疗。因此，对器质性构音障碍患者的评定需从构音器官的形态、运动功能及构音等方面来进行。

（一）构音器官形态的评定

构音器官形态的评定包括口面部、鼻部、唇、齿、舌、硬腭、软腭、咽喉部和下颌。通过这些部位的检查，了解这些部位的形态、结构异常及异常的程度，有无组织、结构的缺损，解剖形态、结构的异常及缺损对构音运动是否产生影响。

（二）构音器官运动功能的评定

对构音器官形态进行评定后，再针对某异常部位进行运动功能的评估。例如，舌系带短缩患者通过对其构音器官形态的评定，很容易发现只有舌的运动存在异常，那么只需对舌的运动进行评定，而不需要对其他构音器官进行运动功能的评定。舌运动的具体评定方法可用运动性构音障碍中的舌的评定方法。对腭裂患者鼻腔漏气的评定方法是使用一个盛水的杯子，患者用一个吸管置入水中不间断吹气，计算吹气时间。正常成人可连续吹气40s以上，腭裂患者因不能完全经口腔送气，时间缩短，甚至5s以下。

（三）构音评定

通过对构音器官形态及运动功能的评定，分析哪些构音可能存在异常，然后再选择针对性的评定内容。具体的检查方法可用运动性构音障碍评定中的构音评定方法。

（四）其他评定检查

针对腭咽闭合功能，还可进行汉语语音清晰度检查、鼻咽纤维镜、电子腭图、X线等相关检查。

四、器质性构音障碍的治疗

（一）器质性构音障碍的治疗原则

1. 针对病因进行治疗　利用药物、手术等临床治疗方法，使构音器官在结构、形态上得到最大程度的恢复。

2. 选择适宜的训练时机　通过药物、手术等临床治疗后，患者的构音障碍可自行得到部分纠正，未被自行纠正的某些异常构音还需要进行构音训练，使构音得到最大程度的恢复。因此，对器质性构音障碍患者进行构音训练应在临床治疗2～3个月、构音器官恢复到最佳状态后方可进行。

3. 选择合适的训练方式　以一对一训练为好，训练过程中适当调整儿童情绪，采用休息和游戏交替进行。也可以选择家长陪伴儿童训练，并指导家长在家中训练。

4. 选择合适的训练方法　训练内容应由易到难，遵循“音素→音节词汇→短句→短文→会话”的顺序。

（二）器质性构音障碍的具体治疗方法

1. 构音器官的运动功能训练　由于病因不同，构音器官受损的部位、程度也不同。进行构音器官的运动训练时，一定要根据评定结果进行。如果构音器官有多个部位的运动障碍，应选择几个有利于构音且最容易运动的部位同时开始训练，如张口、闭口、伸舌、缩舌等。以下介绍临床常见的腭裂、舌系带短缩患者的构音器官运动训练方法。

（1）腭裂患者的构音运动功能训练：由于接受腭裂手术较晚或手术不理想，使患者长期处于腭咽闭合不全的状态，并使气流分流到口腔和鼻腔，或存在齿间缝隙、牙槽嵴裂，导致口腔不能维持正常的压力，或因为唇瘢痕影响，双唇、唇齿不能形成良好阻碍方式，不能正确发音。因此，应先做腭咽闭合功能训练。

1）唇肌运动功能训练：唇向前突（噘嘴）后向两侧展开（呲牙），反复练习；上唇盖住下唇，下唇盖住上唇，反复练习；双唇夹住压舌板，治疗师用力抽取，反复练习。

2）捏住鼻子通过口腔向外呼气，突然松开鼻子向外呼气，然后再捏住鼻子通过口腔向外呼气，反复练习。

3）鼓气做含漱动作和吞咽动作，来改善腭部肌肉的知觉和运动功能，反复练习。

（2）舌系带短缩患者的构音运动功能训练：舌系带短缩患者只有舌的运动及灵活度发生障碍，因此训练时只需进行舌的运动及舌的灵活度训练。训练前，应根据评定结果制订训练计划及治疗方法，并告知患者及家属，以取得配合。训练频率及时间可逐渐增加，过渡到每日3～4次，每次30～40min。

1）舌的运动训练：分为舌尖、舌面和舌根三部分，这三部分都是可以活动的。正常的舌可以做前伸、后缩、左右摆动、卷舌、弹舌、环形“清扫”等运动，每项重复5～10次。运动量及抗阻训练酌情增加。逐步改善术后的瘢痕和粘连，增加舌的本体感觉及舌肌的力量。

2）舌灵活度的训练：舌灵活度的训练应放在舌的运动力量、范围及运动准确性的训练之后进行。训练时，嘱患者以最快的速度完成舌的前伸与后缩、左右摆动、弹舌等运动。每次运动需要重复数次，最后将舌能完成的运动交替进行。逐渐过渡到一个音素的发音动作向另一个音素的发音动作转换，可不发音。如最大限度地张口（发[a]音的位置）转换到尽量向前噘起双唇（发[u]音的位置）。

2. 构音训练　器质性构音障碍的构音训练应根据构音的评定结果选择适当的内容，构音训练计划应有针对性。虽然构音障碍的治疗侧重于纠正异常的构音，但仍应兼顾其病因及矫形术后器官形态的改变（如瘢痕、粘连等）。对部分器质性病变如喉麻痹、慢性发声障碍、喉部分切除或全切，虽经临床积极治疗及专业的语言功能训练，并不能完全恢复正常。对于这类患者，在训练中一定要鼓励其充分发挥现有的功能进行发声训练，使构音障碍得到最大程度恢复。而有些器质性病变如腭裂、舌系带短缩等引起的构音障碍经手术矫形及积极的语言训练，预后大部分良好。以下介绍临床常见的腭裂、舌系带短缩患者的构音训练方法。

（1）腭裂患者的构音训练：训练计划应从音素开始，逐渐过渡到口语交流。

1）单韵母（[a]、[u]、[i]）的训练：发[a]音时，嘴张大，舌位最低，舌面中部微微隆起；发[u]音时，开口度很小，双唇拢圆留一小孔，舌向后缩；发[i]音时，开口度小，唇呈扁平形，上下齿相对（齐齿），舌尖接触下齿背，使舌面前部隆起与硬腭前部相对。

2）双唇音（[p]、[b]）的训练：[p]音为送气塞音，发音时双唇紧闭，气流到达双唇后屏气（软腭上升）并保持压力，较强气流冲开双唇而形成；[b]音为不送气塞音，过程同上，较弱气流从双唇迸发出。熟练后，将声母与韵母组合成音节如[ba]、[pu]、[bi]、[pa]再训练。进行音节训练时，语速应缓慢，最好是拖长音拼读，如目的音为[ba]时，发音为[b-a-ba]。这样发音，语音间的结合时间充足，有利于口形的转换及舌体的滑动。

3）唇齿音（[f]）的训练：[f]音为送气擦音，发音时上牙放于下唇上形成一条狭缝，让气流从唇齿间摩擦而形成。

（2）舌系带短缩患者的构音训练：舌系带短缩的患者虽经手术矫形，但因其舌运动的习惯性，某些发音仍然不清，需专业的语言训练。舌系带短缩患者的构音障碍主要原因是舌在口腔中的运动受到限制，因此对舌音的发音影响最大，尤其是卷舌音。构音训练时，可将患者的发音录音，然后让患者仔细辨听。这种方法不仅可以达到自我纠正的目的，还可以提高训练的趣味性。

1）舌尖前音（[z]、[c]、[s]）的训练：[z]音为不送气塞擦音，上下齿对齐轻轻咬合，然后向前平伸舌尖，抵住上门齿背，用较弱的气流冲开舌尖阻碍而成声；[c]音为送气塞擦音，发音部位、方法与[z]音大体相同，只是吐出的气流较强；[s]音为送气擦音，舌尖向前平伸，不抵住上门齿背，而是靠近留出窄缝，用较弱的气流从窄缝挤出，摩擦成[s]音。反复练习，能正确完成发音后，可后接元音组成音节，如[ze]、[ce]、[se]，逐渐过渡到字和词组的训练，如[zai ci]（再次）等。

2）舌尖中音（[d]、[t]）的训练：[d]音为不送气塞音，舌尖抵住上齿龈，挡住气流，然后舌尖突然离开，吐出微弱的气流而成声；[t]音为送气塞音，发音部位与方法和[d]音基本相同，不同的是送出的气流比较强。当患者不能很好地放平舌体时，可嘱患者前伸舌尖至齿列，然后用上、下齿轻咬舌尖，再发[d]、[t]音。熟练后接韵母形成音节训练时，可先接开口小的[i]音（如[di]、[ti]），再逐渐延伸发字（[de]得，[ta]他，[tian]天）和词组（[da ta]打他）等训练。

3）舌尖后音（[zh]、[ch]、[sh]）的训练：舌尖后音，又称卷舌音。[zh]音为不送气塞擦音，舌尖翘起，抵住前腭（上牙床后面的部位），之间有窄缝，让气流从窄缝中挤出发音；[ch]音为送气塞擦音，发音部位、方法跟[zh]音大体相同，只是吐出的气流较强；[sh]音为送气擦音，舌尖翘起靠近硬腭前端，形成一条缝隙，用弱气流从缝隙中摩擦而出。熟练发音后，采用音节、字、词组等巩固发音，如[zhi]、[chi]、[shi]、[chang zhang]（厂长）、[che zhan]（车站）等。

4）舌根音（[g]、[k]、[h]）的训练：[g]音为不送气塞音，舌根抬起抵住软腭，挡住气流，然后突然离开，随着微弱气流的呼出发音；[k]音为送气塞音，发音部位和方法跟[g]音大体相同，只是吐出的气流比较强；发[h]音时，舌根不能抵住软腭，而是接近形成一条窄缝，让较弱的气流从窄缝中摩擦而出。当患者起始发音运动困难时，治疗师可用压舌板将患者的舌尖向下压，同时往后推舌体，帮助患者将舌根部提起，然后再嘱患者发[g]、[k]、[h]音。熟练后，用相对应的音节、字、词组巩固。

5）舌面音（[j]、[q]、[x]）的训练：[j]音为不送气擦音，舌面前部抬起，紧贴软腭前端，然后再将舌面稍稍离开，与硬腭之间形成一条窄缝，让气流从窄缝中挤出发音；[q]音为送气塞擦音，发音部位、方法跟[j]音大体相同，只是送出的气流较强；[x]音为送气擦音，抬起的舌前部不能紧贴硬腭，而是接近，之间有窄缝，让弱气流从中摩擦而出。

第4节 功能性构音障碍

一、功能性构音障碍的定义和病因

（一）定义

功能性构音障碍是指构音器官的形态及运动功能无异常，有正常的听力，语言发育水平达4岁以上，发音错误表现为固定状态，临床上又称发育性发音障碍。

（二）病因

引起功能性构音障碍的原因目前还不十分清楚，有研究显示功能性构音障碍可能与遗传、儿童心理、生理或环境因素有关，神经发育不成熟可能是原因之一。

1. 环境因素　一般认为，幼儿在学习发音的过程中因某种原因习得错误的构音动作，并且养成了习惯。随着经济发展、人口流动及双职工父母社会压力的增加，孩子的直接带养者大多为祖父母及保姆，家庭语言环境复杂，各种方言夹杂，对2～4岁（此年龄段正处于语言发展时期）的儿童很容易造成发音异常。

2. 饮食习惯　由于饮食结构不合理、爱吃汤饭或细软食物、经常含饭不愿咀嚼等，儿童失去不同质地食物的刺激，口腔各个构音器官的精确分工和协调性受到影响，直接导致构音不准确。

3. 构音错误　发生构音障碍的儿童不但喂养方式存在误区，而且存在未按时添加辅食的情况。添加辅食的过程是孩子练习咀嚼能力的过程，咀嚼和语言发育密切相关，如果发音器官没有得到及时有效的锻炼，就不利于语言的发育，从而导致口齿不清。常见的构音错误如下：①[g]、[k]发成[d]、[t]，如把“哥哥”发成“的的”，“姑姑”发成“嘟嘟”等，或者相反的发音方式；②[zh]、[ch]、[sh]发成[z]、[c]、[s]，如把“知”发成“滋”，“吃”发成“次”，“是”发成“四”；③把[l]发成[n]（地方语音的发音特点除外，如我国的部分地区[n]、[l]不加区分）；④把部分非鼻音发成鼻音。

二、功能性构音障碍的诊断

1. 构音器官形态无异常，即无腭裂、错位咬合、严重的舌系带短缩等。

2. 构音器官运动功能无异常，即无脑瘫、先天性软腭麻痹等。

3. 听力正常，但要注意轻度至中度听力障碍、高频突发性聋，如高频区辅音的听力障碍通常会出现发音异常，要注意排除这些原因。

4. 如果有构音错误，但语言发育大致达到4岁以上，构音错误已经固定化。如儿童未到4岁而出现的构音错误，可认为是发育过程中未成熟的发音。

三、功能性构音障碍的评定

功能性构音障碍的评定主要依靠检查者的听觉判断是否存在发音错误，并仔细观察构音动作是否异常。

（一）病史收集与检查

1. 构音障碍发生和经过的调查。

（1）口腔技能、进食动作、吸管的使用、吹气、吹的游戏等。

（2）运动功能发育。

（3）语言发育情况。

（4）目前日常会话的状况：错误的持续性及其程度，会话时的可懂度，本人的意识，有无继发性问题，如回避谈话、书写错误、被讥讽等。

2. 构音器官及构音检查（中国康复研究中心构音障碍检查法）。

3. 语言发育检查（S-S语言发育迟缓检查法）。

4. 听力检查（纯音听力检查）。

5. 智力检查　必要时可以采用中国韦氏幼儿智力量表或韦氏儿童智力量表。

（二）评定内容

功能性构音障碍的评定内容见表4-6。

表4-6　功能性构音障碍的评定内容

主要项目	表现	意义
错误构音种类	错误和正确发音的种类	错误发音种类有哪些，以较容易发的音的错误判定轻重度
错误的一贯性	能否使其正确，发音环境的影响，单词与音节水平，检查和生活中有何不同	不稳定的错误为未成熟构音，一贯性的错误为固定、习惯化的构音，有时可成为训练的关键词
错误的类型	音节省略、替代、歪曲，有无特异性错误型	距构音发育的阶段有多大
被刺激性	能否纠正为正确构音，达到此目标的方法（复述、构音动作的模仿、其他）	训练的难易程度或提示有自然治愈的可能性
听觉记忆力	语音、数字等的记忆表现	如有问题应采用专门的方法考虑
语音辨别力	能否区分正确与错误的发音	训练途径的选择不同
构音器官	形态、功能	器质性与功能性的区别
错误的内容	在错误构音中共同缺少的构音动作是什么，此动作是否在正确构音时也存在	采用何种构音训练、从哪一音开始训练等作为制订训练计划的指标

三、功能性构音障碍的治疗

（一）治疗原则

构音障碍的治疗并非越早介入越好，过早训练会引起患儿的反感、害怕和不配合。最佳训练年龄要参考儿童的认知、语言和行为等方面的发育是否较成熟，能否让治疗师在不受其他因素干扰的情况下进行构音功能训练。原则上，每周训练1～2次，每次30～60min，同时要求家属严格配合进行家庭训练。训练应遵循以下原则。

1. 改变固定化的构音习惯

（1）改变错误的构音动作。

（2）正确构音动作的再学习。

2. 构音训练方法

（1）必须训练听辨别音。

（2）必须严格训练构音动作。

（3）要设法排除错误构音习惯的影响。例如，为了矫正和巩固正确发音，需要临时挑选一些单词句子并持续使用。

（二）训练计划的制订

1. 训练的适应证及训练方针的制订

（1）语言发育水平大体在4岁以上，习惯化的构音异常，特别是受到嘲笑的情况下，应进行早期构音训练，并且应该教会家长协助训练。

在构音错误无特异性、错误方式不固定或有波动、有构音的被刺激性或伴有语言发育迟缓时，促进语言发育的同时观察构音发育。

2. 发音训练内容　参考构音发音标准，选择一贯性的、未定型的音，尽量选择容易发的音。例如，不能发[c]和[ch]时，应先选择训练发[c]音。

根据构音特点、构音方法的相似性制订训练计划。例如，训练同类音[g]、[k]、[h]的泛化效果等。训练过程中发现一个音训练效果不好时，不可反复训练，以免引起厌烦及抵抗情绪。此时可以试试训练另一个音。

3. 训练方法的选择　在训练过程中并非只选择哪一种训练方法，而是多种方法相互补充，以求达到最佳效果。

（1）利用听觉的训练方法

1）听音辨别训练：适用于不能分辨语音或分辨能力较差的儿童。让患儿听取治疗师发的正确的音，辨别自己的错误发音，并复述正确发音。也可以先教患儿正确的拼音和文字，并把它们写在纸上，当治疗师发音时，让患儿指出相应拼音和词。对已上学的患儿，可以将其错误音放在词的不同位置，治疗师说出包含该音的词时，患儿可以指出音的位置。如果患儿能分辨语音，则可以进行单词训练。

2）听觉刺激法：适用于错误语音具有被刺激性（未定型）时，方法是复述单词和音节。一般难以改善，可以作为配合训练方法。

（2）构音动作训练法：几乎适用所有构音错误呈固定化、习惯化的儿童，必须使用避开错误构音习惯的构音动作训练方法。

4. 构音训练顺序

（1）训练过程：利用各种感觉通路（听觉、视觉、触觉、本体觉）→诱发正确构音动作→自发正确发音→熟练正确发音→向其他发音泛化。

（2）构音运动的学习

1）诱导目的音的正确动作：从构音动作相似的音开始，在形成新的构音动作时让患儿模仿动作，可用语言说明和使用镜子加深理解。

2）用单音节稳定正确音的构音动作：原则上先使用构音动作最简单的单音节。

3）在说话中引用正确的发音：①使用为训练特别挑选的词汇；②单词、句子、短文的应用从音节少、发音组成容易的实用性词语开始，如患儿自己或小朋友的名字、问候语、称呼词等；③用录音机再现患儿错误的发音，与正确的发音进行比较；④促进实用化。

对于儿童可利用说儿歌、做游戏等方式，逐步向训练课题以外的言语活动过渡。这种过渡存在个体差异，一般来说患儿年龄越大，难度越大。但至少应做到在训练场所能够熟练应用，并且出现错误时能自己纠正。

5. 选择训练教材　可选择画片、图册、向练习册上贴画等，根据不同情况选择不同的方法。

（三）构音训练

训练开始时要带有游戏性，争取使患儿保持对训练的兴趣，尽量不要挫伤其讲话的愿望而能积极地配合训练。

1. [g]、[k] 的训练

（1）[g] 被 [d] 代替时，让患儿发 [ga] 或 [ka]，同时用压舌板或勺子柄下压舌尖。

（2）利用漱口的方法，逐渐减少口中水量，从“无水漱口”诱导 [ga] 音。

（3）发音时利用舌根和软腭闭锁的方法：①闭合双唇持续发 [m]；②微张口唇持续发 [n]；③张开口唇持续发 [eng]；④让患儿在 [eng] 后加上元音 [a]，构成 [eng] 加 [a] 的音，一边让患儿持续发 [eng] 音，然后移行到 [a] 音；⑤发耳语音的 [ga]。

2. [d]、[t] 的训练

（1）让患儿把舌放在上下齿之间，水平伸出。每日做5min左右，坚持1个月。

（2）在伸舌的状态下呼气时发破裂音。

3. [s] 的训练

（1）让舌松弛，使舌平伸状态加在两齿间。

（2）让气流以最慢的速度从舌正中呼出并同时发 [s] 音。还可以使用吸管等，向正中诱导呼吸，也可以辅助训练。

（3）在 [s] 后加元音 [u] 进行构音，发 [su]。把舌从两齿间向后缩既可以发成 [s] 音，如果 [s] 音泛化并且保持下来，可逐步把舌自然向后移动而发出 [s] 音。

链接

教学案例

言语目标：减少“ian”音团的错误。

音意识目标：增加对词汇中音位的意识，并明确音位和字母之间的联系。

目标词汇：电（dian），剑（jian），面（mian），辫（bian），片（pian）。

刺激物：关于言语项目的图卡，有清楚并足够大的字印在下面（字号大小48）。

提示：以音韵意识和文字知识为基础，向孩子提供关于目标词团的正确构音。例如，孩子将“dian”说成“dan”。治疗师就提示：当你说 ian，我不能听清楚在这个词前面的 [i] 音，我们再试一遍有 [ian] 音的。

自 测 题

A1型题

1. 患者，男，65岁，诊断“脑梗死恢复期”，现查体：说话缓慢费力，并伴有说话短和面部表情改变，音拖长，不自然中断，发音不准，鼻音较重，缺乏音量控制，粗糙音、费力音，该患者的构音障碍类型为（ ）
   A. 弛缓性构音障碍
   B. 痉挛性构音障碍
   C. 运动过弱性构音障碍
   D. 运动过强性构音障碍
   E. 运动失调性构音障碍
2. 下列哪项不属于腭咽检查（ ）
   A. 请患者张开口，观察软腭的外观及对称性
   B. 请患者尽量平稳和尽量长地发[a]音
   C. 请患者把头后仰，张口，轻摸硬腭，观察指动
   D. 请患者鼓腮，不让气体从口或鼻子漏出
   E. 请患者努力去吹气球
3. 构音障碍训练不包括（ ）
   A. 舌训练 B. 唇训练 C. 屈颈训练
   D. 软腭训练 E. 呼吸训练
4. 反复发[a]音主要是训练（ ）
   A. 舌 B. 唇 C. 下颌
   D. 软腭 E. 呼吸
5. 呼吸训练的基本方法不包括（ ）
   A. 腹式呼吸训练 B. 呼吸肌训练
   C. 缩唇样呼气训练 D. 咳嗽训练
   E. 吸氧

（张超楠）

第5章 儿童语言发育迟缓

第1节　正常儿童语言发育顺序

婴幼儿的语言发展过程有普遍规律，需要经历前语言期和语言发展期两大阶段。

一、前语言期

前语言期是语音的核心敏感期，围绕语音，婴幼儿发展了三方面的能力，即前语言感知能力、发音能力和交际能力。语音包括音素、音节、说话的语调、重音、停顿等。

（一）前语言感知能力发展

前语言感知能力发展分为辨音、辨调、辨义三种水平。

1. 辨音水平（0～4个月） 婴儿能分辨言语声音和其他声音的区别。

2. 辨调水平（4～10个月） 婴儿能够注意一句或一段话的语调，并能感知语调所蕴含的情绪。

3. 辨义水平（10～18个月） 婴幼儿能把音和义结合起来，如能对“奶瓶”做出正确反应。

（二）前语言发音能力发展

1. 单音发音阶段（0～4个月） 如新生儿的哭声、2个月时“哦、哦”的喉声、4个月时“咯、咯”的笑声均是婴儿最初的发音。

2. 音节发音阶段（4～10个月） 如6个月时的唇音“ba”“ma”，7～8个月时能重复音节“ba ba”“ma ma”“da da”等，9～10个月能在指导下模仿叫“爸爸”“妈妈”等。

3. 前词语发音阶段（10～18个月） 如10～12个月能有意识地叫“爸爸”“妈妈”，15个月能说出部分五官“眼睛”“耳朵”等词语，18个月能说出10～20个词。

（三）前语言交际能力发展

1. 产生交际倾向（0～4个月） 交际主要来源于生理需求，如饿了、不舒服等。

2. 学习交际规则（4～10个月） 学会应答，出现听说轮流倾向，开启新话题，学会运用语调来表达情感。

3. 扩展交际功能（10～18个月） 逐步学会运用语音、语调、动作、表情等，以达到交际目的。

二、语言发展期

在语言发展期，幼儿语言的发展可从语言形式、语言内容、语言运用三方面进行考量。其中语言形式的获得包括对语音和语法的获得。

（一）语音发展

在幼儿语言发展过程中，对于母语中相似的音常出现错误。2～6岁幼儿语音的发展体现在语音辨别能力、发音能力的发展及语音意识的产生三个方面。

语音意识产生于2～3岁，是指幼儿自觉辨别发音是否正确，自觉模仿正确发音，并自觉纠正错误发音的一种能力。具体表现在幼儿能够评价别人的发音特点，指出和纠正别人的发音错误，能有意识并自觉地调节自己的发音。因此，在开展教学谈话活动时，我们可以让幼儿修补谈话，在讲述活动中，指出别人的错误发音，进而改正自己的发音。

（二）语法获得

语法是组词成句的规则。语法获得是指幼儿对语言结构的获得，包括理解和表达不同结构的语句。对幼儿句子的评定主要从两方面进行考量，一方面是句子的长度；另一方面是句子结构的完整性和复杂性。根据幼儿语言发展过程，幼儿句法结构的发展可分为不完整句、完整句和复合句三个阶段，三个阶段之间有互相重叠的部分。

1. 不完整句　主要分为单词句、电报句。

（1）单词句（1～1.5岁）：特点是与动作紧密结合，意义不明确、语音不清晰，词性不明确。例如，“球”可表示我要球，也可表示那是球；“饭”既可代表名词的饭，也可代表动词的吃饭。

（2）电报句（1.5～2岁）：特点是语句简略，结构不完整。句子成分常缺漏，主要使用名词、动词、形容词等实词，少用介词、连词。例如，娃娃排排（坐）。

2. 完整句　主要分为无修饰的简单句、简单修饰句、复杂修饰句。

（1）无修饰的简单句（2岁）：妈妈宝宝——主谓结构；开车车——谓宾结构。

（2）简单修饰句（2～2.5岁）：两个宝宝玩拼图——主谓宾结构。

（3）复杂修饰句（3岁）：阿姨给米米糖——主谓双宾结构。

3. 复合句　2个或2个以上的意思关联较为密切的单句合起来构成的句子。幼儿在2岁后开始发展复合句，4～5岁发展较快。

（1）复合句类型：并列复句——明明饭饭。因果复句——这辆车坏了，不好玩。

（2）复合句特点：由几个单句并列而成，结构松散，缺少连词。句法获得规律是从混沌一体到逐步分化，包括表达内容的分化、词性的分化、结构层次的分化；从不完整到完整，从松散到严谨；由压缩呆板到逐步扩展和灵活。

第 2 节　儿童语言发育迟缓的概述

案例 5-1

患儿，女，4岁7个月。母亲妊娠史及分娩史正常，患儿吞咽喂养史正常。韦克斯勒儿童智力量表测验分数为68分。对他人的问候、招呼有时不能正确回答。进一步对其家庭中的行为观察发现，其很少主动发起会话，通常以重复对方话语作为交谈回应，可以回答一些简单的问题，如“要不要”，可回答“要”或“不要”。在对方讲话时不能注意倾听。

问题： 1. 结合该案例分析该患儿目前存在的语言问题。

2. 导致语言障碍的主要原因是什么？

一、儿童语言发育迟缓的定义

儿童语言发育迟缓是指在发育过程中的儿童（主要指学龄前的儿童），其语言发展落后实际年龄相应的语言水平的现象。这类儿童语言发育遵循发展的正常顺序，但比正常速度要慢。

二、儿童语言发育迟缓的病因

儿童语言发育迟缓受到内在综合因素和外在综合因素的影响，在不同的年龄阶段其影响力的大小各不相同。一般认为阻碍儿童语言发育的原因有以下6个方面。

（一）听觉障碍

听觉是儿童学习语言的重要途径，听觉发生障碍时语言信息的接受（理解）和发出（表达）均会受到影响，导致语言发育迟缓。其语言障碍的程度与听觉障碍程度相平行。

（二）交往障碍

儿童的语言是在人际交往中不断发展与丰富起来的。交往障碍分为广泛性发育障碍和一般性情感发育障碍，前者属于神经发育障碍性疾病，而后者一般认为是情感匮乏而产生的心理问题或由儿童本身的心理问题而产生的。

链接

孤独症谱系障碍儿童的交流障碍

孤独症谱系障碍儿童在言语交流和非言语交流方面均存在障碍，通常以言语交流障碍最为突出，是儿童就诊的最主要原因。患儿言语交流障碍表现为：言语发育迟缓或不发育；言语理解能力不同程度受损；言语形式及内容异常；语速、语调、节律、重音等异常。患儿非言语交流障碍表现为：常拉着别人的手伸向他想要的物品，多不会用点头、摇头以及手势、动作、表情、眼神表达想法，也不能理解他人的姿势、面部表情等意义。

（三）智力发育迟缓

智力发育迟缓或称精神发育迟缓，在儿童语言发育迟缓中所占比例最大，其定义为：在发育期间（＜18岁）出现的、构成智力整体水平（如认知、语言、运动和社交能力）的技能损害为特征的精神发育受阻或不全现象。可单独发生，也可伴有其他精神或躯体疾病。智力发育迟缓的诊断标准是：①智能低下，比正常平均水平＜2个标准差，智商IQ＜70；②存在与实际年龄不相符的社会适应行为障碍；③发育期（18岁以前）出现。

智力发育迟缓儿童在听理解、口语表达、阅读、书写等方面均落后于正常儿童。一般情况下，智力发育迟缓的儿童表达能力障碍较理解能力障碍更为严重，通常到了5～7岁还只能用手势、摇头、点头表达思想。目前多数智力发育迟缓的病因不明确，染色体异常、胎儿期感染性疾病、新生儿窒息、重症黄疸、脑炎及脑膜炎、先天代谢异常、脑肿瘤等均可导致智力发育迟缓。

（四）受语言学习限定的特异性障碍

受语言学习限定的特异性障碍主要包括发育性运动性失语和发育性感觉性失语。发育性运动性失语是指语言的接受（理解）与年龄相符，但语言表达障碍。此类病例预后较好，即使在3周岁时完全没有自发言语的患儿，在6岁时多能达到正常儿童的发育水平。发育性感觉性失语是指对语言的接受（理解）和发出（表达）同时出现极度迟缓。此类病例语言发育预后不理想。

（五）语言环境脱离

儿童本身没有问题，但在儿童语言学习的早期被剥夺或脱离语言环境导致语言发育迟缓，如狼孩。缺乏适宜的语言环境将影响正常的语言发育过程。

（六）构音器官的异常

构音器官异常是以脑性瘫痪为代表的运动性疾病及以腭裂为代表的器质性病变。这些疾病均会阻碍儿童语言表达，导致语言发育迟缓。

三、儿童语言发育迟缓的主要临床表现

不同病因导致儿童语言发育迟缓的表现不一，主要包含以下几个方面。

1. 表达障碍　语言发育迟缓的儿童运用语音和表达口语的能力明显低于同龄儿童的水平，表现为说话晚；只能说单词，言语不连贯；语法错误多、语言技能低；常忽略开头和结尾等。

2. 理解障碍　语言发育迟缓的儿童表现出对事物或他人口语的理解障碍，特别是在智力发育迟缓的儿童中表现尤为突出，常出现遵循指令困难等语言理解障碍。

3. 交流障碍　语言发育迟缓的儿童可出现言语或非言语交流障碍，表现为发音含糊不清，令人难以理解，回答问题时常出现鹦鹉学舌样表现等。

4. 行为障碍　语言发育迟缓的儿童常伴有行为障碍，表现为缺少目光接触、烦躁、多动、注意力不集中、不与小朋友玩、自伤等异常行为。

不同病因导致语言障碍的表现不同。听觉障碍、智力发育迟缓、发育性感觉性失语、语言环境脱离等病因常导致语言发育迟缓儿童不同程度的语言理解和表达障碍；发育性运动性失语和构音器官异常通常会导致表达障碍；广泛性发育障碍常伴有行为异常。

第3节　儿童语言发育迟缓的评定

案例 5-2

患儿，男，2岁5个月。足月产，出生体重3000g，出生后阿普加（Apgar）评分为6分，现不会翻身，不会坐，能理解简单指令，会用手势符号进行表达，会叫“爸爸”“妈妈”，能说出几个日常用语。体格检查：可注视及追视，双手握拳，躯干伸肌及四肢屈肌张力高，腱反射亢进。入院诊断为“脑性瘫痪”。

问题： 1. 该患儿目前存在哪种语言障碍？

2. 可以用哪些方法为该患儿进行言语评估？

儿童语言发育迟缓的评定方法有很多，目前在国际上尚无统一的检查方法，且各种检查方法也各有利弊。因此，在临床工作中，要根据儿童的具体情况，选择具有针对性的评估方法。评定并不限于初诊时全部完成，可在指导和训练过程中更全面地掌握患儿病情的情况下逐步完成全部评定。

一、评定目的

1. 了解儿童语言发育迟缓的情况，确定有无语言发育迟缓、判断语言发育迟缓的类型、衡量语言发育迟缓的程度。

2. 根据评定结果制订康复治疗计划。

3. 根据再评定结果，评价治疗疗效，调整治疗方案，帮助判断预后。

二、评估流程

儿童语言发育迟缓的评定采用SOAP法，内容包括主观资料（subject，S）、客观资料（object，O）、功能评定（assessment，A）和制订康复治疗计划（plan，P）。评定涉及多学科、多专业知识，基本的评定程序如图5-1所示。

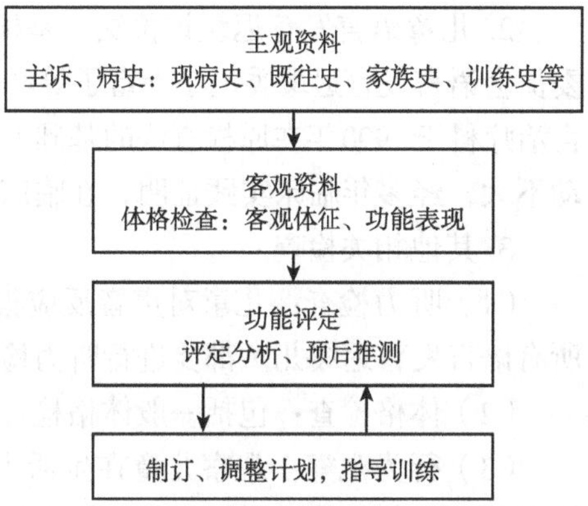

图5-1　评估流程图

三、评定方法

（一）评定内容

1. 病史采集　主要通过问诊从家长或看护人员那里获得，以了解与儿童语言发育迟缓相关的情况。

（1）主诉：主要的症状及出现时间。

（2）现病史：尽可能详细地询问患儿的原发病情况及进展情况，病情程度，发病后对语言的影响及语言发展速度，是否接受过语言相关的检查、治疗、训练及其效果等。

（3）既往史：主要采集儿童出生时的有关情况，包括是否足月出生、分娩方式、胎次、产次、出生时的体重、出生时有无窒息和黄疸等情况，必要时还要询问母亲妊娠的情况。生长发育史方面询问的内容主要包括患儿抬头、翻身、坐、爬、叫爸爸和妈妈的月龄或年龄，患儿出生后由谁抚养等。此外还应了解患儿的语言环境是否良好，患儿平时的兴趣爱好，某一阶段患儿的性格是否有较大的转变和突出的表现。

（4）家族史：主要询问家族成员中是否有与患儿类似的表现；父母及亲属是否有遗传病史；父母及看护者的文化程度，以及与患儿的关系和语言环境等情况。

（5）康复训练史：询问患儿就诊前是否接受过针对性的康复治疗和训练，治疗或训练情况如何，以及治疗的时间和效果。

2. 观察　通过观察，治疗师可对患儿语言障碍的特点和严重程度有初步认识，为后续的标准化评估做准备。实施时可让患儿在治疗室与熟悉的人自由玩耍，治疗师观察并录像；或让家长录下患儿在家中或学校的情况。观察内容主要包括以下几个方面。

（1）患儿的语言表达能力：包括口语长度、复杂度、清晰度，选择词汇的情况，说话是否流畅、是否有清晰的结构等。

（2）患儿的语言理解能力：包括是否能回应他人的问题，是否能做出评论，是否能遵从大人的指令，是否能理解故事关键事件等。

（3）患儿的语用能力：包括如何使用表情、眼神、手势进行交流，是否会向父母展示玩具，怎样寻求帮助，能否发起和维持话题，解释要求及其他任何能了解他能否认识到倾听者需求的证据。

（4）患儿的其他行为：包括想象游戏、注意力、粗大运动与精细运动、社交兴趣与交往行为。

3. 语言或交流样本采集　适用于不同语言或文化背景的儿童，除构音、词汇、语法外，它还能反映儿童的语用能力，这很难通过标准化测验进行测试。另外，它可直观记录儿童语言能力随时间或干预的变化情况。具体操作时可根据儿童具体情况采用合适的收集方式，如录像、录音或家长记录。语言或交流样本采集可以在治疗室内进行，也可以让家长回家采集。

（二）常用评定方法

1. 语言行为评定　主要从语法学、语义学、语用学三方面进行。

2. 儿童语言发育迟缓评价法　是根据符号形式-指示内容关系（S-S），由日本音声言语医学会言语委员会语言发育迟缓委员小寺富子等经过多年临床研究、观察、修订后制作而成。中国康复研究中心语言治疗科于1990年在原检查法的基础上，根据中国汉语体系制作成CRRC版检查法，与原检查法相比改动不大，经多年临床实践证明，在临床应用上是切实可行、方便可靠的检查方法。

3. 其他相关检查

（1）听力检查：儿童对声音反应很差时，必须鉴别是听力障碍的问题还是注意力的问题，所以对所有语言发育迟缓儿童都要进行听力检查。要根据儿童的年龄和发育情况选择检测方法。

（2）体格检查：包括一般体格检查和构音检查。构音检查包括构音器官检查和构音功能评定。

（3）行为观察：观察儿童在生活中，尤其是在游戏中的技巧、眼手协调、大运动、注意力、自发语言和沟通技能等，了解儿童认知水平及言语能力。

（4）皮博迪图片词汇测验（Peabody Picture Vocabulary Test，PPVT）：应用较为普遍，适用年龄为2.5～18岁。它有150张黑白图片，每张图片有4个图，其中还有150个分别与每张图片内一个图词义相符的词，测试图片由易到难的顺序排列。测试时测试者拿出一张图片并说出一个词，要求被试者指出图片上的4个图哪一个是最和词义相符的，记录下被试者的反应结果。每答对一词记1分，连续8个词中错6个则停止测试。最后根据被试者的成绩转化成智龄、离差智商或百分位等级，即可比较该被试者与同龄儿童之间的语言发育水平。整个测验要求10～15min完成。PPVT方法快速简便，适用于各种障碍的儿童，但它只能测试受试者对词汇的理解，不能对儿童语言发育的水平做出系统完整的评价。

（5）伊利诺斯心理语言能力测验（Illinois Test of Psycholinguistic Abilities，ITPA）：以检查被试者的能力为主，能从儿童交往活动的侧面来观察儿童的智力活动情况，是测试语言发育能力的方法之一。适用范围为3岁至8岁11个月。该测验由5大部分、10个分测验构成，分别是理解能力（言语的理解、图画理解）、综合能力（言语推理、图画推理）、表达能力（言语表达、动作表达）、构成能力（作文、构图）、记忆能力（数字的记忆、图形记忆）。ITPA对于检查精神发育迟滞儿童、语言发育迟缓儿童语言心理的个别差异特别有效。

（6）韦克斯勒儿童智力量表（Wechsler Intelligence Scale for Children，WISC）修订版（WISC-R）：为智力检查，分为语言测验和操作测验两个部分，共12个分测验。每个分测验完成后都可算成标准分（量表分），可以与正常儿童的水平相对照，同时各个分测验之间也可以进行对照。每一项分测验的成绩相加即为总量表分，由总量表分可以查出该儿童的离差智商，全面掌握儿童的智力发展情况。WISC-R适用年龄为6～16岁。

（7）韦克斯勒幼儿智力量表（Wechsler Preschool and Primary Scale of Intel-ligence，WPPSI）：分成语言测验和操作测验两部分，每部分又分为若干个分测验。结果统计和WISC-R基本一致，结果也用离差智商表示，同时还可评定儿童整体智力发育的情况。适用年龄为4～6.5岁。

（8）构音障碍检查：在部分语言发育迟缓儿童中可能存在发音和言语困难，需要判断患儿的哪些音不能发，发哪些音时出现歪曲音、置换音等，并要掌握其问题的基础是否为运动障碍，特别是口、舌等构音器官运动功能障碍，发声时间，音量、音调的变化，另外还要评定患儿的口腔感觉能力等。

（9）格塞尔发展测验（Gesell Development Test）：主要测试儿童行为发育的5个方面。①适应性行为，主要包括知觉、定向行动、手指操作能力、注意、智力等发育；②大肌群运动行为，主要包括姿势、移动运动等；③小肌群运动行为，主要包括抓握与放开、手指精细操作、手眼协调运动等；④言语行为，包括模仿能力、人与人之间的交流能力、相互理解沟通能力；⑤个体和社会行为，包括对他人的反应、对所属民族文化压力的反应、家庭社会习惯等的反应及态度等。

四、汉语儿童语言发育迟缓评定法

本着实用的原则，本节着重介绍专门用于检查儿童语言发育水平的检查方法，即汉语儿童语言发育迟缓检查法，又称S-S语言发育迟缓检查法（简称S-S法）。

（一）原理

从认知研究的角度，一般将语言行为分为语法、语义、语言应用三方面。S-S法是依照该理论对语言发育迟缓儿童进行评定的，在此检查法中对“符号形式与指示内容关系”“促进学习有关的基础性过程”和“交流态度”三方面进行评定，并对其语言障碍进行诊断、评定、分类和有针对性地治疗。

（二）适应证

S-S法适用于各种原因引起的语言发育迟缓，原则上适用于1.5～6.5岁的语言发育迟缓儿童，此外有些生理年龄已超出此年龄段，但其语言发育的现状未超出此年龄段水平，也适用本法，不适用于病因为听力障碍的语言障碍。

（三）评定内容

检查内容是对符号形式与指示内容关系、基础性过程、交流态度三个方面进行综合评定，但以符号形式与指示内容的关系评定为核心，其比较标准分为5个阶段（表5-1）。将评定结果与正常儿童年龄水平相比较，即可判断儿童是否语言发育迟缓。

表5-1 符号形式与指示内容关系的阶段

阶段	内容
第1阶段	对事物、事物状态理解困难
第2阶段	事物的基础概念
阶段2-1	功能性操作
阶段2-2	匹配
阶段2-3	选择
第3阶段	对事物用符号理解表达阶段
阶段3-1	手势符号（象征性符号）
阶段3-2	言语符号：幼儿语（象征性符号）、成人语（任意性符号）

续表

阶段	内容
第4阶段	词句，主要句子成分
阶段4-1	两词句
阶段4-2	三词句
第5阶段	语句，语法规则
阶段5-1	语序
阶段5-2	被动语态

1. 第1阶段　事物、事物状态理解困难阶段。

此阶段的儿童语言尚未获得，对事物、事物状态的概念尚未形成，对外界的认识尚处于未分化阶段。此阶段儿童对物品的抓捏、舔咬、摇动、敲打一般为无目的性，属于自娱性质。例如，拿起勺子不是为了吃饭或未能与饭碗、餐桌联系，而是放到嘴中舔咬，或是在桌上乱敲。儿童对于自己的需求不能用某种手段来表现或实现，因此在日常生活中常可见到他们摇晃身体，旋转，无缘由地拍手，将唾液抹到床上、手上等反复的自我刺激行为。

2. 第2阶段　事物的基础概念阶段。

此阶段的儿童也是语言尚未获得阶段。但与第1阶段不同的是，第2阶段的儿童对事物开始概念化。例如，能够根据常用物品的功能进行操作，对事物的状况开始能够理解，并且将人领到物品面前，利用呈现物品的行动来表达自己的要求。但是第2阶段的儿童发育水平也存在差异，因而又根据儿童的发育水平分为以下3个亚阶段。①阶段 2-1：事物的功能性操作；②阶段2-2：匹配；③阶段 2-3：选择。其中匹配与选择都是利用示范项进行操作，因为检查顺序不同，对儿童而言意义也不同，因此分为2项。

（1）阶段2-1：事物的功能性操作。此阶段的儿童开始对事物进行功能性操作。例如，由原来拿起笔舔咬发展到拿起笔涂鸦；由原来拿起电话听筒胡乱敲打发展到将听筒放到耳边做打电话状或按键状。此阶段的儿童在日常生活中经过反复训练，可完成对事物的功能性操作。检查分三项进行，即实物、配对实物、镶嵌板。

（2）阶段2-2：匹配。此阶段的儿童能够辨别出事物的差异，能在规定范围内进行比较匹配成对事物。例如，电话—听筒；鼓—鼓槌；茶壶—茶杯等。此阶段与阶段2-1不同的是，阶段2-1的儿童对各种事物只能进行单一操作，不能进行辨别，如同时给予2个事物，只能反应其中一个；而阶段2-2的儿童能同时辨别2个以上成对事物，并能完成辨别、比较、匹配等操作。日常生活中将糖果放入糖果盒，将玩具放入玩具柜，这些就是匹配行为。检查也分3项进行，即3种实物、3种成对实物、3种镶嵌板。

（3）阶段2-3：选择。此阶段的儿童能够根据他人给予的示范项，从几个选择项中将与示范项有关的成对事物选择出来。与阶段2-2不同的是，匹配是儿童拿物品去匹配示范项，而选择则是在几种选择项中选择出一个与示范项成对的事物。例如，检查者出示帽子、鞋、牙刷，然后拍拍玩具娃娃的脚，看儿童能否选择出相关联的事物“鞋”。选择检查时，儿童与展示的示范项之间要有一定的空间距离，即儿童用手抓不到物品的距离。发育阶段低的儿童视线转移很困难，因此选择行动很难成立。检查用具同阶段2-2。

3. 第3阶段　事物的符号阶段。

此阶段的符号形式与指示内容关系开始分化。语言符号大体分为2个阶段：一是受事物特征限定的象征性符号，如手势符号、幼儿语阶段；二是与事物的特征关联极少的任意性符号，如成人语阶段。

（1）阶段3-1：手势符号。此阶段的儿童开始学习运用手势符号来理解与表达事物，可以通过他人的手势开始理解意思，还能够用手势表达自己的需求。例如，摆摆手表示再见，伸出双手向前表示要抱抱。

手势语及幼儿语都是象征性符号，但并不是同一层次的符号体系。从神经感觉回路来看，手势符号为视觉-运动回路，而幼儿语则为听觉-言语回路。前者无论是从感觉还是从运动，与指示内容的关系都是直接的、鲜明的、“一目了然”的。而后者较前者反应复杂，且在运动产生时，又必须经过口腔器官的精细协调运动，因此更难以掌握。

（2）阶段3-2：言语符号。此阶段儿童能将言语符号与事物相联系。言语符号分为4种：①能用手势语、幼儿语、成人语三种言语符号表达，如“剪刀”（手势语），即用示指与中指同时伸开做剪刀剪物状，“咔嚓、咔嚓”（幼儿语），“剪刀”（成人语）；②无幼儿语，只能用手势语和成人语表达，如“眼镜”；③只能用幼儿语和成人语表达的，如“公鸡”；④仅能用成人语表达的，如“爱”。通常情况下，儿童的语言发展是按照①、②、③、④顺序获得言语符号的。

在检查中，阶段3-2共选食物、动物、交通工具和生活用品方面16个词汇，身体部位6个词汇，动词5个词汇，表示属性的2个种类的词汇。阶段3-1手势符号的检查词汇中，使用的是阶段2（事物的基本概念）中的词汇及阶段3-2（言语符号）词汇中的手势语。

4. 第4阶段　组句（语言规则）阶段。

此阶段儿童能将事物及事物状态用2～3个词连成句子。根据句子的长短及语法关系，又进一步将此阶段分为两词句和三词句两个阶段。

（1）阶段4-1：两词句。此阶段儿童能够用2个词组合起来表现事物和事物状态。儿童在此阶段能够理解及表达的二词句多种多样，本检查法中列举了4种形式，分别是：①［属性（大、小）+事物］，如大帽子；②［属性（颜色）+事物］，如红苹果；③（主语+谓语），如宝宝哭；④（谓语+宾语），如吃香蕉。

在平时检查时如不设定一定的场景，检查会很困难。另外注意选择项图片不宜过多，否则评定会很困难。

（2）阶段4-2：三词句。此阶段儿童能够理解与表达三词句，但句子的表现形式及语法关系是多种多样的。检查法中仅限定了具有代表性的2种形式，分别是：①［属性（大、小）+属性（颜色）+事物］，如大红帽子、小黄鞋；②（主语+谓语+宾语），如弟弟吃香蕉、阿姨洗苹果。

在第4阶段，要求句子为非可逆态，即主语与宾语不能颠倒。例如，“弟弟吃香蕉”不能为“香蕉吃弟弟”。

5. 第5阶段　语句（语法规则）阶段。

此阶段的儿童能够用三词句理解与表达事物状态。但与阶段4-2不同的是，此阶段的句子为可逆状态。例如，“小鸡追小猫”可逆为“小猫追小鸡”，但句子意思却完全不同。阶段5-1为主动语态，阶段5-2为被动语态，要求儿童能理解事情与语法规则的关系。例如，“小鸡追小猫”等同于“小猫被小鸡追”。

（四）评定用具

1. 检查用具　具体见表5-2。

表5-2　检查用具及图片目录

	检查用具及图片	数量（个）
实物	A：帽子、鞋、牙刷、玩具娃娃	4
	B：电话-听筒、鼓-鼓槌、茶壶-茶杯	3
镶嵌板	鞋、剪刀、牙刷	3
操作性课题用品	小毛巾、小玩具、小球、积木6块、装小球容器1个、3种图形镶嵌板、6种图形镶嵌板、9种图形镶嵌板	

续表

		检查用具及图片	数量（个）
图片	日常用品	鞋、帽子、眼镜、手表、剪刀、电话	6
	动物	象、猫、狗	3
	食物	面包、香蕉、苹果、米饭	4
	交通工具	飞机、火车、汽车	3
	身体部位	眼、嘴、鼻、耳、手、脚	6
	动词	睡觉、洗、吃、哭、切	5
	大小	帽子（大、小）	2
	颜色	红、黄、蓝、绿	4
	词句	（妈、弟）+（吃、洗）+（香蕉、苹果）	8
	大小+颜色+事物	（大、小）+（红、黄、蓝、绿）+（鞋、帽）	8
	语言规则	（小鸡、乌龟、猫）+（小鸡、乌龟、猫）+追	6

2. 检查顺序　一般发育水平较低的患儿应从头开始进行全部的检查。对年龄较大或发育水平较高的患儿为了节约时间，不必进行全部的检查，可按以下顺序：①不可用图片检查的患儿，可用实物进行第1阶段至第2阶段的检查；②可用图片检查的患儿，在阶段3-2以上，用图片进行单词至词句检查；③发育年龄在3岁以上、能进行日常会话者，进行第4阶段至第5阶段的检查，以词句检查为主。

（五）评定结果分析

1. 评定总结　将S-S法检查结果显示的阶段与实际年龄语言水平阶段相比较，如低于相应年龄阶段，可诊断为语言发育迟缓，各阶段与年龄的关系如下（表5-3，表5-4）。

表5-3　符号形式-指示内容的关系及各年龄所通过的阶段

年龄	1.5～2.0岁	2.0～2.5岁	2.5～3.5岁	3.5～5.0岁	5.0～6.5岁
阶段	3-2	4-1	4-2	5-1	5-2
言语特征	言语符号	主谓+动宾	主谓宾	语序	被动语态

表5-4　操作性课题检查结果（基础性过程）与年龄阶段对照表

年龄	镶嵌图形	积木	描画	投入小球及延续性
5岁以上			◇	
3岁6个月至4岁11个月			△、□	
3岁至3岁5个月	10种图形10/10（+）		+、○	
2岁至2岁5个月	10种图形7/10（+）	隧道		
1岁9个月至1岁11个月	6种图形3/6～4/6（+）	排列	丨、一	
1岁6个月至1岁11个月	3种图形3/3（+）	堆积		+
1岁至1岁5个月				部分儿童+

2. 分类

（1）按交流态度分两群：Ⅰ群，交流态度良好；Ⅱ群，交流态度不良。

（2）按言语符号与指示内容的关系分群：原则上适用于实际年龄3岁以上儿童。分为A、B、C三个主群（图5-2），但这种分群并不是固定不变的，随着语言的发展，有的儿童会从某一症状群向其他症状群过渡。

根据言语符号与指示内容的相关检查和操作性课题（基础性过程）的完成情况进行比较，将上述的A、B、C群又分为6个亚群。

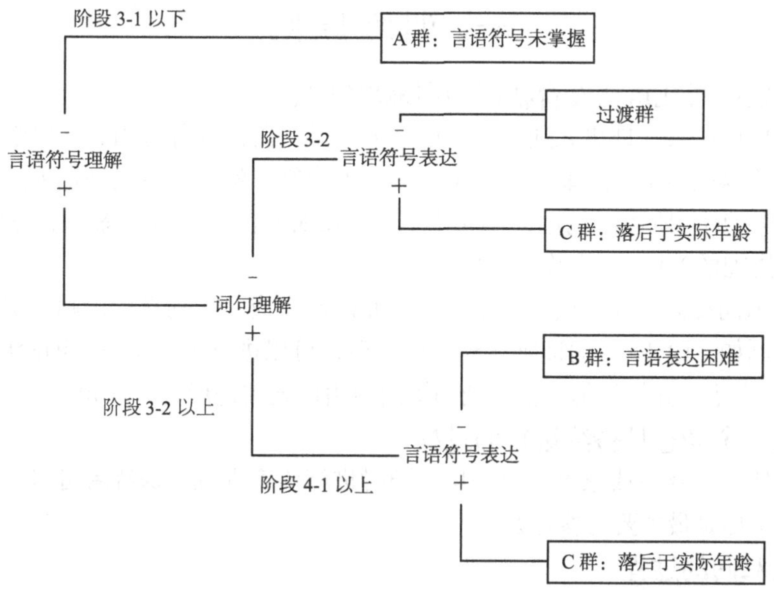

图5-2 语言发育迟缓症状分群

A群：言语符号尚未掌握，符号与指示内容关系的检查在阶段3-1以下，不能理解口语中的名词。亚项分类如下。

A群a：操作性课题与符号形式与指示内容的相关检查均落后于实际年龄。

A群b：操作性课题好于符号形式与指示内容的相关检查。

B 群：无亚群，但应具备以下条件和言语表达困难：①实足年龄在4岁以上；②词句理解在阶段4-1 以上；③一般可以用数词表达；④言语模仿不可，或有波动性；⑤上述②～④的状态，持续 1 年以上；⑥无明显的运动功能障碍。

C群：语言发育落后于实际年龄，言语符号与指示内容相关检查在阶段3-2以上。亚项分类如下。

C群a：操作性课题=言语符号的理解=表达。

C群b：操作性课题＞言语符号的理解=表达。

C群c：操作性课题=言语符号的理解＞表达。

C群d：言语符号表达尚可，但理解不好，此亚群多见于孤独症或有孤独倾向的儿童。

第 4 节 语言发育迟缓的训练

案例 5-3

患儿，男，2 岁 5 个月，以说话差就诊。患儿 34 周早产，有窒息史及黄疸史，入院诊断为“缺血缺氧性脑病、呼吸窘迫综合征”。患儿粗大运动发育落后，2 岁可以独立行走，右侧偏瘫姿势。患儿只能喊“爸爸”“妈妈”及单字的词语如“吃”“不”。颜色、大小分辨不完全。语言诊断：语言发育迟缓。患儿好动，注意力集中时间短，交流态度较好，注视、追视时间长，对别人的指示问候有明显的反应，能用简单言语符号表达自己的想法。认识部分实物，身体部位认识不全。表达方面主动语言很少，可以发双唇的音。功能操作可完成积木堆积并列和 3 种图形镶嵌板，6 种图形镶嵌板不能完成。构音器官运动功能：舌外伸可过唇，左右、上下运动不能完成，唇力度差，可以做鼓腮的动作。

问题：1. 该患儿处于 S-S 语言发育迟缓的哪个阶段水平？

2. 应对患儿进行哪些康复训练？

一、训练原则

（一）以所评定的患儿语言发育状况为训练出发点

1. 同一阶段内横向扩展　即患儿通过学习已掌握了某一阶段的部分内容，以学习这一阶段的其他尚未掌握的内容，并以此为基础逐渐扩展本阶段的学习内容。例如，患儿经过评定结果显示语言发育阶段在阶段4-1，即两词句阶段，能用2个词组合起来表现事物和事物状态。主语+谓语，如妈妈抱，则把训练患儿各种搭配的2个词组合作为新的学习内容。

2. 向下一阶段纵向提高　如果横向扩展训练患儿已经完成并达到目标，则训练转向以提高下一阶段的能力为目标。例如，阶段4-1的训练达到目标之后，可以进行下一阶段，即阶段4-2三词句阶段的训练。主语+谓语+宾语，如妈妈抱宝宝。把训练内容由两词句进展为三词句。

（二）训练是一个动态且持续进行的过程

不限制训练场所，治疗室或家里、户外均可随时进行语言训练，训练者可以是治疗师、老师、父母或照看者，其中父母是最主要的参与者。

（三）训练是双向的过程

通过示范及扩展患儿的反应，促发患儿学习；积极创造语言环境，让患儿在轻松的环境中主动使用、练习新的语言形式。

（四）训练因人施教，制订个性化的训练方法

治疗师需要根据患儿的病因及语言发育阶段来制订训练计划和内容，也需要根据患儿的兴趣爱好来选择不同的题材来进行训练。

二、训练目标

1. A群（言语符号尚未掌握）以获得言语符号（理解）与建立初步的交流关系为目的，先建立对符号的理解，再形成基础概念，重点是首先导入手势语、幼儿语等象征性较高的符号。

2. B群（言语表达困难）训练目标为掌握与理解水平相一致的言语表达能力。重点是将手势语、言语作为有意义的符号实际应用，在表达基础形成的同时从手势符号向言语符号过渡，以达到拟定的目标。

3. C群（发育水平低于实际年龄）训练目标是扩大理解和表达范围。在进行提高理解方面训练的同时，进行表达基础性过程各个侧面的平衡性训练，也要导入符合水平的文字、数量词学习、提问与回答方面的训练。

4. 过渡群（语言符号理解但不能说话）训练目标为获得词句水平的理解，全面扩大表达范围。在提高理解水平的同时也要提高表达方面的能力。与C群相同，不能单一进行表达方面的训练而忽略其他方面的训练。首先可以导入用手势符号进行表达的训练。

5. Ⅱ群（交流态度不良）根据语言符号的发育阶段进行以上训练。对于交流态度不良的患儿要进行以改善交流态度为目的的训练。

三、训练方式

1. 直接训练　以治疗师训练为主，计划并执行训练工作；通常也会与患儿父母制订训练计划，选择训练场所（治疗室、户外或家中）、训练频率（每次30min，2次/日，3个月为1个周期，可进行多个周期）、个别（一对一）或集体训练（小组训练）等。

2. 间接训练　治疗师指导患儿父母或其照顾者执行治疗工作。父母或照顾者在治疗师的指导下制订训练方案，执行训练内容，及时反馈治疗情况，与治疗师一起及时调整治疗内容。

当患儿需要向下一阶段纵向提高的时候，直接训练最为恰当；而在横向扩展及使其所学的沟通行为形成习惯时，可采用间接训练方法。直接训练和间接训练可单独使用，也可同时使用，在患儿语言训练中，两者结合的方法更有效果，也最常用。

四、训练方法

（一）未学会言语符号患儿的训练

1. 训练对象　适用对象为按符号形式与指示内容关系分群中的A群，即第1～2阶段的患儿。

2. 训练方法

（1）第1阶段：患儿对外界刺激尚不能充分理解，训练时要利用各种方法、玩具等吸引其注意，使其充分认识到外界事物和人的存在，并能进行主动交往，再逐渐过渡到能进行事物的功能性操作。该阶段的患儿家庭指导尤为重要，治疗师对家长应尽可能提供包括有关语言发育基本养育等方面的具体指导。

1）注意力训练：常用听觉性刺激及触觉性刺激来促进患儿对事物的注视及随着活动的事物持续进行追视的训练。一般选择能够发声或颜色艳丽的物品吸引其注意。根据患儿的喜爱来选择具体的项目，如喜欢动物，则给予动物玩具或图片让患儿注视，上下左右移动，并且发出声音吸引患儿追视，教其模仿动物的叫声；喜欢车，则教其模仿车的声音，用手势比划开车动作，识别各种车的特性；喜欢球，则教其拍球、扔球、滚球、踢球；喜欢乐器，则教其敲打乐器发出声音；喜欢画画，就画出不同颜色、不同形状，还可画在患儿肢体上。采用这些刺激，喜欢音乐，就给患儿放节拍慢和快的音乐交替，吸引患儿的注意。

2）记忆训练：让患儿注视到眼前存在的物品后，将物品用布遮住或藏进盒子里，然后除去布或盒子，仍然可以看见物品，最初仅藏事物的一部分来进行，逐步全部隐藏起来，常用患儿感兴趣的玩具或爱吃的食物来进行较为容易。反复识记人名、地名、电话号码等。

3）互动游戏训练：对于不太注视人及物的患儿和物品操作未成熟的患儿，可先使用游戏疗法。如飞机抱、举高高、拍手、骑马、踢腿、荡秋千、巴氏球等。通过这些游戏，可增加儿童对人及物的注视，训练时应注意观察儿童的反应，察看患儿的兴趣点。从兴趣出发，使其主动想玩游戏，加强与人互动的主动性。训练时应注意设定以形成交流为目的的课题，应通过奖励（口头表扬、抚摩、鼓掌等）来促进患儿交流的主动性。

4）事物操作训练：从触摸、抓握、晃动、敲击、拉等简单操作，发展到物品之间碰撞，再发展到物品的拿出、放入、组合、拆开等复杂操作。由于许多患儿开始很难完成对事物的操作，最初可使用帮助，如帮助患儿一起完成击鼓、钓鱼、摆积木、敲打键盘的动作。

（2）阶段2-1至阶段2-2：患儿已能意识到外界事物与人的存在，主要训练其对日常事物的基本认知、理解，具有事物的匹配、选择能力，并能听懂事物的名称和要求。

1）事物的功能性操作训练：需要治疗室训练与家庭指导同时进行，从患儿身边的日常用品（杯子、钥匙、筷子、碗等）及玩具（喇叭、电话、彩笔、串珠等）扩大功能性操作的数目开始。

2）多种事物的辨别训练：分为形式特性和功能特性的训练。如让患儿将积木、色环、套圈按颜色、大小、形状等不同属性进行分类使用，将过家家玩具进行功能分类，将蔬菜、水果、器具分类等。先从熟悉的物品开始，从容易到复杂进行训练。

（二）手势符号训练

手势符号是利用人的手势作为一定意义的示意符号，可以通过手势符号表示意愿，也可以用来与他人进行非语言的交流。对于患儿来说，手势符号比言语符号更容易理解、掌握和操作，也容易引起兴趣。另外还可以将手势符号作为信号，引出相应的反应。

1. 适用对象　中度至重度语言发育迟缓、对言语符号的理解与表达尚未掌握的患儿，或言语符号理解尚可、但表达不能的患儿；与动作性课题相比，言语方面理解与表达均迟缓的患儿。

2. 训练方法

（1）状况依存的手势符号训练：常见的状况依存的手势符号，如“谢谢”“再见”“给我”“来”

等。这种训练主要在日常的生活场面及训练时的游戏场面中进行促进，如患儿要喜欢的玩具时，必须让其看“给我”的手势（两手叠放一起拍打），然后令其模仿，在离开的情况下伸出手来挥一挥表示“再见”，将两手合在一起放在胸前表示“谢谢”，将手掌朝下由外向内挥手表示“来”，张开两手要求“抱抱”等。此阶段的训练重点在于培养患儿能够注意手势符号的存在。

（2）表示事物的手势符号训练：一般先采用选择性课题最容易完成的教材，从实物→镶嵌板→图片，由抽象水平低到抽象水平高的教材进展。例如，拿着玩具娃娃，训练者用手拍头表示“帽子”，用手指在口腔外面做刷牙状表示“牙刷”，拍拍脚表示“鞋”，拿着汽车图片或实物，做开车状，再加上拟声词表示“汽车”，拿着飞机模型，伸出两手做飞行状，再加上拟声词表示“飞机”，用手指指或拍拍娃娃身体的某一部位表示相应的身体部位等。为促进患儿对手势符号的注意，在进行理解课题的时候一定要让患儿进行手势符号的模仿。

（3）表示动词及短句训练的手势符号：在日常生活场景中，要根据患儿的行为及要求，训练者在给予言语刺激的同时给予固定的手势符号，并让患儿也模仿手势符号，逐渐将此动作固定下来。例如，上厕所、穿脱衣服、吃饭等。把手合在一起放在脸的一侧做睡觉状表示“睡觉”，将两手握在一起做洗手状表示“洗东西”，将手腕并在一起手掌向两边张开表示“开花”，以及小鸟在“飞”，小鱼在“游”等；用实物加手势表示“上、下”“大、小”；用表情加手势表示“高兴、生气”“笑、哭”“热、冷”等。手势符号要选用简单易行的动作及表情为好，将学会的手势符号运用在每日的日常生活中予以强化。

（三）词汇训练

1. 适用对象　当患儿能够通过手势符号来理解事物时，则可开始训练其通过听口语来理解事物，进行词汇训练。这个阶段的训练对语言发育迟缓非常重要。言语的表达是以这一阶段言语理解为前提的，此阶段与前阶段最大的区别是前阶段通过动作来帮助理解事物的名称、而这一阶段是训练者只用口语就可以使患儿做出反应。

2. 训练方法

（1）名词训练：适用于理解方面及言语符号未获得，正在学习事物名称及建立概念，形成体态语符号的患儿。词汇的导入可以从日常生活中常见的和有兴趣的事物、动物、食物、交通用具等开始。使用常用的2～3类单词，每一类出示3～4张图片让患儿选择，进行理解的训练。为了初期的事物名称的词汇数目增加，要扩大属于同一范畴的词汇，动物类，如“狗”“猫”“鸡”“兔子”；食物类，如“香蕉”“梨”“橘子”“鸡蛋”等，以促进范畴的内部分化。

操作示范：①患儿在吃香蕉的时候，训练者拿起香蕉，同时说“香蕉”，然后放进嘴里，要求患儿也模仿动作；②指令患儿“吃香蕉”，要求患儿自己将香蕉放入嘴中；③患儿吃完之后，训练者继续问“你在吃什么呢？”，鼓励患儿用言语表达出来，如果开始患儿只能用手势符号表达，训练者可以循序渐进给予提示和诱导，逐渐让患儿从开始的幼儿语“蕉蕉”到名词“香蕉”。

（2）动词训练：适用于名词的词汇已扩大且可以理解范畴词语的患儿。不能只用图片来学习，实际的简单动作和游戏方法也要一起使用。

操作示范：①学习“写”，训练者将笔放在患儿面前，训练者做体态语符号（拿笔写字）同时说“写”，让儿童模仿，患儿拿起笔“写”，同时说“写”；②训练者说“写”，训练患儿用体态语来表达；③训练者做“写”的体态语，并询问“我在做什么啊？”鼓励患儿用言语表达，反复训练，鼓励儿童在日常生活中用言语来表达需求。

（3）形容词训练：适用于可理解事物的名称和多数动词但两词句少的患儿。儿童最早使用的形容词一般为描述物体特征的形容词，其中颜色词出现较早，因此可以先对容易掌握的颜色的形容词进行训练，如红、黑、白、黄等；再对感觉的形容词进行训练，如甜、咸、苦、热、冷、痛等；最后才是对空间维度的形容词进行训练，如大小、长短、高低等形容词。

操作示范：①在患儿的面前并列呈现红色苹果和黄色香蕉的图片，让患儿挑出红色苹果；②继续让患儿拿镶嵌图片（如大的苹果、小的苹果）对照大小的指示选择大、小，并匹配；③在患儿选择时，训练者可用“大”或“小”的言语符号和“双手横向展开或缩小”的体态语符号同时引导患儿，其次还要促进患儿进行体态语符号的模仿；④当患儿匹配完成，训练者询问“这是什么样的苹果？”要求患儿用“大”或“小”的体态语符号或言语符号来回答，同时引导患儿进一步描述“红色”苹果。通过反复强化鼓励患儿在日常生活中表达。

（四）词句及语法训练

1. 适用对象　可以理解作为词句组成要素的事物名称、动词及形容词的患儿。

2. 训练方法　词句的学习从符号形式与指示内容开始，从第4阶段向第5阶段进行学习。在第4阶段的学习中，从两词句向三词句进行过渡，以及句子的组成要素等逐步增加；然后在第5阶段的学习中，从语法开始，从理解句子顺序开始向理解副词等其他词类逐步进行。各类结构的词句出现次序及发展趋势大致为：不完整句→简单句（主谓句、主谓宾句、主谓补句等）→复杂句（主谓双宾句、连动句、联合结构等），语法训练时应按照以上顺序。训练形式以图片为主，以什么句型进行学习的顺序，因所教对象的不同而不同，主要从句子组成要素的获得情况来考虑。句子水平的学习建立后，应进行以促进询问与应答和文章水平的理解与表达为目标的训练课题。

（1）动词句训练适用对象：可以理解构成动词句要素（事物的名称和动词）的语言发育迟缓患儿。内容为动作+对象（谓语+宾语）。给予动作图卡，让患儿选择图卡，训练者酌情诱导与示范，确认选择的图卡与所要的图卡是否相吻合。

操作示范：确定构成两词句的各词是否理解→能理解表示两词句的图→两词句的理解→两词句的表达。①出示一张宝宝喝水的图片提问“这是谁啊？”，让患儿回答；②继续提问“他在干什么呢？”患儿可用体态语或言语回答；③训练者提问“肚肚饿了该怎么办呢？”让儿童自发回答。

（2）名词句训练适用对象：人名、大小、颜色、名称等构成句子的要素逐一可以理解，组合多词句项目中的一个指示内容和对应关系掌握困难的语言发育迟缓患儿。

操作示范：①出示两张大小不同的苹果镶嵌图卡，提问“这是什么？”，让患儿回答；②继续提问“哪个是大苹果呢？”，患儿可用体态语或言语回答；③训练者要求患儿将苹果按大小匹配，匹配对了给予表扬，“真棒”，“宝宝吃哪个苹果？”让儿童自发回答。

（3）三词句训练适用对象：为可以理解两词句“主动作+动作”及“动作+对象”的患儿。按照指令完成模型、图卡选择。

操作示范：确定构成三词句的各词是否理解→能理解表示三词句的图→三词句的理解→三词句的表达。①出示猴子吃香蕉图卡，指着猴子问“这是什么？”，指着香蕉问“这是什么？”让患儿回答；②继续提问“猴子在干什么”，患儿可用体态语或言语回答；③训练者继续提问“谁在吃香蕉”，患儿可能先用体态语和两词句回答，反复诱导患儿说出三词句。④可逆句训练适用对象：为可以理解不可逆句的句型，如“宝宝吃香蕉”等，但对于理解不同词序对应不同指示内容的句型困难的患儿。

操作示范：明确显示句子的内容→排列句子成分的位置→表达句子。①出示一张“妈妈抱宝宝”的大图片，让患儿注意观察其中的动作主语“妈妈”；②训练者从小图卡中选择按“妈妈+抱+宝宝”的顺序从左到右排列好，这时动作主语即“妈妈”的位置要被患儿注意到；③让患儿练习排列小图卡的顺序，要把动作主语排在第一个位置；④训练者提示“谁在抱宝宝？”“妈妈在干什么？”患儿逐一回答，训练者拥抱患儿并让患儿模仿、自发说出句子。

（4）被动句训练适用对象：为可以理解可逆句语句形式的患儿。

训练程序与可逆句训练相同，当患儿出现与可逆句一样的方法去理解排列小图卡时，要及时给予提示，改正错误的图序。可以通过游戏方式来使患儿理解不同词序代表不同的句意。反复训练，直至患儿能自己理解排列说出被动句式。

语法训练是组词成句的规则。患儿要掌握语言，进行语言交流，必须掌握语法。常用的是可逆句及被动句。

（五）表达训练

1. 适用对象　适用于能理解语言符号、口语困难或很少的患儿及大多数语言发育迟缓的患儿。根据不同的语言理解阶段，口语表达的训练课题也不同，重要的是口语表达要与理解水平相适应。

2. 手势符号表达训练　不能接收或发出言语符号的患儿从手势符号的发出训练开始。能模仿言语符号但不能发出有意义的言语符号，或无意义的言语符号发出较多时常很难从言语符号的发出训练开始。训练的顺序为从依赖手势的发展到表示事物名称的手势符号。例如，一边给患儿看饼干、奶瓶等实物或图片，一边做相应的手势符号，促进患儿对手势符号的模仿，此时治疗者一定要加上言语符号。不能模仿时，握着患儿的手帮助模仿，促进患儿对实物或图片主动发出信号。在不能主动发出信号时，做一下饼干或奶瓶的样子，同时给予言语符号，稍后握着患儿的手，帮助患儿将实物或图片拿到相应位置，逐渐达到能主动发出信号。

3. 口语表达训练（事物名称）　对能模仿言语的患儿，应促进其主动口语表达。在训练早期，仅能模仿词头或词尾等单词的一部分，或有构音的错误，也应促进有意义符号的主动发出，这样发出信号行为才能固定。早期引入词汇，以患儿可接收信号，即患儿可理解词汇为大前提。最初从事物名称开始引入，动词、形容词要按照患儿可接收信号的情况引入。从容易发音的双唇音，即[b]、[p]、[m]开始。

4. 口语表达（词句）　利用图片，使患儿构成图符号和文字符号然后发出言语符号，逐渐除去视觉性符号，令其对图片主动地用词句来表达。早期许多患儿用句中仅一个句子单位发出信号。早期对句子成分不能全部用成人语表达的患儿，可用手势符号、幼儿语、成人语等的组合训练。对不完整的句子，可由训练者提问来促进词句的模仿，对句子成分不能全部用成人语表达的患儿，可用手势符号+成人语，如“吃”手势符号+“香蕉”成人语；幼儿语+成人语，如“啊呜啊呜”幼儿语+“香蕉”成人语等组合训练。语言沟通不能离开情境，语言表达训练最好在情境中进行。例如，患儿喜欢吃香蕉，可利用香蕉做强化物，训练其说“香蕉”“吃香蕉”等词；患儿喜欢玩球，故意不给他，问他“你想干什么”，训练患儿说“球、玩球”。

5. 文字符号的辅助作用　文字符号有助于想起音节，对多音节用的音节分解及系列化困难的病例尤为有效。对照图卡，让患儿写出文字，以后一边用手势一边指着文字，促进用言语发出信号，逐渐做到不看文字也能发出信号。

（六）文字训练

1. 适用对象　文字训练是语言发育迟缓患儿作为语言行动形成的一种有效的学习方法，也可作为语言代用手段。

（1）音声语言的理解与表达发育均迟缓的儿童：应以文字作为媒介，促进言语符号的理解与表达。

（2）音声语言的理解好而表达困难的儿童：应先使其获得文字语言，以文字作为表达媒介来促进音声语言的表达。此外，文字还可作为交流困难时的辅助手段或代偿手段。

（3）轻度或临界全面发育迟缓，学龄前至低年级的儿童：考虑到在学校的适应问题，有必要进行文字学习指导，在活动文字符号的同时进行音节分解、词汇、句子等语言学习。

（4）既有上述原因，又伴有构音障碍、说话清晰度全面低下的患儿：在文字学习的同时应利用文字进行音节构造的分解与合成训练。

2. 训练方法

（1）文字形的辨别学习：先从类似性较低的单文字结构逐渐向类似性较高的文字过渡，然后进行单词水平的辨别。作为基础学习，必须先能够辨别10种以上的几何图形。

（2）文字单词与图片结合学习：可在文字和图片之间相互进行匹配和选择，若言语有一定的程度，可指着每一个文字与训练者一起朗读，为下一步训练做准备。

（3）词汇选择：从言语能够理解的词汇开始，选择项目的组合，并将文字作为媒介，促进言语表达。

（4）文字单词与言语符号的结合学习：用言语（单词的音行）进行文字单词的选择。

（5）用文字的部分（偏旁部首）进行单词的构成训练：根据训练者呈现的图片、言语、用文字的偏旁部首等构成文字单词。

（七）交流训练

1. 适用对象　交流训练适用于所有患儿，特别是发育水平低和交流态度有障碍的语言未学习的患儿，以及有理解行为和表达行为发育不平衡的患儿。

2. 训练方法　交流训练贯穿着语言发育迟缓患儿整个训练过程中，不需要特殊教材。主要是培养患儿使用已掌握的言语符号进行交流活动，提高患儿理解和表达的能力，扩大交流对象，不局限于家人之间，可以诱导患儿主动和社会上不同年龄段的人进行交流，并能将交流行为运用到日常生活中。

（1）前语言期水平的语言发育迟缓患儿：主要是游戏的形式进行，训练者可以利用游戏中快乐反应进行抚爱行为形成的训练。可利用孩子喜欢的大运动的玩法，如举高和团团转；小运动的玩法，如胳肢逗笑、吹气、扇风、蒙面等，只要是孩子表现快乐反应的游戏都行。在这样的游戏中，训练者要努力和孩子的视线对视。当做举高的游戏时，训练者要做出向上举的夸大动作，然后当孩子要求做举高游戏时，让其做举手或向上的姿势时再做。在做胳肢逗笑游戏时，先要孩子大笑，反复做几次，这时孩子会用目光追视、注意训练者在哪个地方，随时提防再一次的胳肢使他发笑，反复进行这样的游戏，孩子就可以学到用目光注视人，用姿势来作为传达意思的手段、方法。

（2）具有手势符号表达能力以上的语言发育迟缓患儿：可进行交换游戏，最好是容易引起孩子兴趣的用具，并且是一碰就能发声或振动等，这样使孩子很快能理解其操作和结果。可以利用身体动作或声音符号来传达自己的意志，如要求他人传递玩具猫时，可发出“喵喵喵”的声音，要求他人传递杯子时，可做出喝水的动作，来表明自己所要的物品是什么。

（八）家庭训练

1. 家长是最好的语言老师　单纯依靠语言训练是达不到预期效果的，而语言训练的内容又必须在养育他的家庭环境中得以体现与实践，这当然更离不开养育者，因为训练要贯穿患儿全天生活的每一个环节。患儿早期用自己的方式来向家人传达信息（如哭闹、哼唧等），家人会在这些信息中猜到患儿的需求。通过目光的接触、面部表情的刺激，逐步让患儿对人感兴趣，延长对人的注视时间，从人的面部表情和言语中理解更多的东西，进一步改善其交流态度，利用已经掌握的言语、幼儿语、手势语与他人进行沟通。在家庭训练中，患儿喜欢的玩具、零食、日用品及人物都可以用于配合训练，用手势语或言语表示“我要”“我吃/喝”“抱我”等。因为每个患儿的智力水平、爱好、兴趣等各不相同，所以家庭养育环境的调整和配合是至关重要的。

2. 改善家庭内外的人际关系　让患儿生活在和谐、温暖、健康的家庭生活环境里，培养患儿健康的性格、良好的兴趣和良好的交流态度。养成孩子有事一定要商量的良好习惯，而不是用哭闹等手段来达到一定的目的。

3. 帮助患儿改善周围的生活环境　改善周围的生活环境也是改善的语言环境，如幼儿园、学校及与邻居小伙伴等。给这些孩子以更多的注意和关心，帮助他们改善人际关系和交流态度。

4. 及时和治疗师沟通　用笔记本记录每日的训练内容及患儿语言能力的变化，根据患儿的年龄特点、学习特点及患儿的个人爱好兴趣进行教育，所以当患儿语言有偏差时，家长一定要带小孩到语言治疗单位，制订个性化训练计划，及时和治疗师沟通。

（九）对患儿反应的处理方法

治疗师运用技巧引发患儿的适当反应，对于患儿的反应，治疗师也要有适当的处理技巧，才能有效促进患儿的能力及学习动机。

1. 示范与提示　缺乏反应或反应不当应予以示范，或予以口语或手势的提示，降低难度，助其达到要求。要不断观察患者反应，随时调整治疗方案，减少挫败感，增加学习兴趣。

2. 扩展和延伸　在患儿讲话的时候，治疗师予以积极回应，保留患儿讲话的主要内容，将患儿表述不全的话语补充起来。例如，患儿说“喝水”，治疗师说“对，妈妈想喝水”或“对，这是老师的水杯”。患儿一般都会复述治疗师的话，达到扩展和延伸并且有关联的表达目的。

3. 说明　当患儿在进行一个活动的同时，治疗师可随时给予说明。如患儿在玩玩具，可以问“你在干什么？”，患儿答“猫猫”，可予以扩展说，如“对，你在和猫猫玩”“猫猫叫喵喵喵”“猫猫爱吃鱼，对不对？”。因为患儿的行为若常得到他人的说明，能增进语言的表达。

4. 鼓励　可以提高患儿学习的兴趣。可以给予物质鼓励，如患儿表达正确的时候，可以给予小红花或者患儿爱吃的小零食作为奖励；也可以给予精神鼓励，如口头表扬或者击掌拥抱。当患儿表达有新的进展的时候治疗师要表现出稍微夸张的表情，让患儿从中获得成就感。

5. 正确处理误反应　当患儿在训练时出现误反应，即错误的反应时，首先治疗师不要直接说“错了”“不对”“不行”，而用委婉的口气进行适当提示，如“是这么做的吗？”“是这个吗？”“你再仔细看看对吗？”等，这样可以使患儿有时间自己思考，重新做出回答，如果患儿仍然反应错误，治疗师可以给予适当提示，进行一次演示，然后让患儿模仿做一遍。如果患儿仍不能进行模仿，治疗师就要进行手把手地示教，然后要求患儿在治疗师部分介助的状态下，再做一遍同样的动作，直到患儿能进行正确的反应为止。这样可以增强孩子的自尊心、自信心和成就感，训练起来会更加有兴趣。

五、现代技术的应用

（一）口部运动治疗技术的应用

口部运动治疗是指利用触觉和本体感觉刺激技术，遵循运动发育原理，促进口部的感知正常化抑制口部异常运动模式，并建立正常的口部运动模式的过程。口部运动治疗包括口部感知觉障碍的治疗和口部运动障碍的治疗。

1. 口部感知觉障碍　常用的触觉刺激技术主要有冷刺激、热刺激、触摸法、食物刺激法、视觉的反馈法及刷皮肤法。

2. 口部运动障碍　治疗包括下颌运动治疗、唇运动治疗和舌运动治疗。

（二）听觉统合训练

听觉统合训练是一种特殊的感觉统合训练形式，是一种特殊的音乐治疗方法，矫正听觉系统对声音处理的失调现象，有利于大脑皮质发育，改善行为紊乱和情绪失调，还对中枢神经系统功能产生广泛影响，从而促进记忆力提高，其音乐的韵律有助于改善注意力。适用于伴有情绪障碍、行为异常、听觉整合能力异常、注意力不集中的语言发育迟缓儿童。

（三）认知系统（软件）的应用

1. COGNI言语认知康复系统　利用多媒体电脑提供声音和影像，通过生动有趣的游戏和练习，刺激引发兴趣提高注意力、参与能力，从而增强学习效率，达到训练言语认知功能的目的。

2. 语言博士-言语语言综合训练仪　包括语言障碍评估、语言障碍干预两大部分。该训练仪可根据语言及韵律功能评估标准提供个性化康复建议，采用单一被试技术对言语康复效果进行全程监控。

3. Talkit语言训练软件　内容新颖、范围广泛、生动有趣、针对性强，尤其适用于语言发育迟缓或言语障碍的儿童。

（四）重复经颅磁刺激

重复经颅磁刺激是通过不同频率刺激对大脑皮质产生兴奋或抑制作用的新兴电生理技术，目前被广泛应用于神经精神疾病的治疗。重复经颅磁刺激可直接刺激额、颞叶皮质，改变突触可塑性，使大脑神经网络发生变化，从而促进患儿认知功能、语言功能的康复。

自测题

A1型题

1. 语言发育迟缓儿童的“宝宝吃饭”是在言语训练中常用的（　　）
   A. 不完整句　B. 完整句　C. 复合句
   D. 可逆句　E. 不可逆句
2. 语音意识产生的年龄（　　）
   A. 2.0～3.0岁　B. 2.0～2.5岁　C. 2.5～3.0岁
   D. 3～3.5岁　E. 1.5～2.0岁
3. 前语言期是指（　　）
   A.0～1.0岁　B. 0～1.5岁　C. 0～2.0岁
   D. 0～2.5岁　E. 1.0～2.0岁
4. 电报句出现的年龄（　　）
   A.1.0～1.5岁　B. 1.5～2.5岁　C. 1.5～2.0岁
   D. 1.0～2.5岁　E. 2.0～2.5岁
5. 儿童语言发育迟缓的病因不包括（　　）
   A. 语言环境脱离　B. 听力障碍
   C. 听觉障碍　D. 构音器官异常
   E. 交往障碍
6. 儿童语言发育迟缓的主要临床表现不包括（　　）
   A. 肢体障碍　B. 交流障碍　C. 理解障碍
   D. 表达障碍　E. 行为障碍
7. 儿童语言发育迟缓的最常见病因是（　　）
   A. 语言环境脱离　B. 智力发育迟缓
   C. 发育性运动性失语　D. 构音器官异常
   E. 交往障碍
8. S-S法评定的核心为（　　）
   A. 交流态度　B. 符号形式与指示内容关系
   C. 基础性过程　D. 说话量
   E. 语言运用
9. S-S法适用的语言发育迟缓儿童的年龄为（　　）
   A.1.5～6.5岁　B. 2.5～6.5岁
   C. 1.5～6.0岁　D. 1.0～6.5岁
   E. 2.0～6.5岁
10. S-S法阶段4的评定内容是（　　）
   A.三词句训练　B. 两词句评估，三词句评估
   C.手势符号　D.主动语态，被动语态
   E.扩大词汇量训练
11. 儿童语言发育迟缓初次评定的目的不包括（　　）
   A.判断语言发育迟缓类型
   B.依据评定结果制订康复训练计划
   C.衡量语言发育迟缓程度
   D.调整治疗方案
   E.了解语言发育现状
12. 语言发育迟缓儿童言语符号阶段所对应的年龄为（　　）
   A. 2.5～3.5岁　B. 3.5～5.0岁
   C. 2.0～3.5岁　D.1.5～2.0岁
   E. 1.5～2.5岁
13. S-S法符号形式与指示内容关系分为几个阶段（　　）
   A. 1　B. 2　C. 3
   D. 4　E. 5
14. 下列各项不属于语言发育迟缓训练原则的是（　　）
   A. 以达到的阶段为出发点
   B. 横向扩展与纵向提高相结合
   C. 语言训练与病因治疗相结合
   D. 强制使用口语表达
   E. 专业训练与家庭训练相结合
15. 当患儿能够通过动作来理解事物时，下一步训练可进行（　　）
   A. 手势符号训练　B. 触摸的事物操作训练
   C. 文字训练　D. 语法训练
   E. 词汇训练
16. 第1阶段患儿的训练方法不包括（　　）
   A. 注意力训练　B. 记忆训练
   C.互动游戏训练　D. 多种事物的辨别训练
   E. 事物操作训练
17. 交流训练适用于哪类患儿（　　）
   A. 言语符号尚未掌握
   B. 言语表达困难
   C. 发育水平低于实际年龄
   D. 语言符号理解但不能说话
   E. 以上均适合
18. 对患儿在训练中的反应不正确的处理方法（　　）
   A. 示范与提示　B. 立即指出错误
   C. 扩展和延伸　D. 鼓励
   E. 说明

（王丽飞　张　丽）

第6章
口　吃

第1节　口吃的概述

案例 6-1

患儿，男，8岁。因说话不流畅一月余就诊。患儿于7岁11个月时出现语音表达重复，在陌生环境时会出现说话不流畅现象。家长诉患儿说话不流畅时伴随喘气、眨眼、躯干前屈。患儿既往足月出生，无新生儿相关疾病，语言发展符合正常发展顺序。患儿愿意与熟悉的大人互动及与年幼的儿童玩耍，害怕与陌生人交往。患儿出现说话不流畅情况时家长会明确指出。目前主要照料者为母亲，其母亲说话语速快，声音大且高，句子结构复杂。

语言流畅度检查：复述与叙述时在句子中插入无意义语音，在词句中出现不自然间隔时间，有自我修正情况。

问题：1. 该患儿口吃时的言语特征和行为特征是什么？

2. 口吃需要做哪些方面的评定？

一、口吃的定义和病因

在日常交流中，流畅的言语表现为需要较少的意志努力，可使言语流畅、节奏正常，偶尔出现非流利情况。流畅性障碍是一种进行性的语流异常障碍，包括言语急促和口吃两种。言语急促的发病率较低，口吃是流畅性障碍的典型代表，俗称“结巴”，主要表现为个体在言语表达时出现非自愿的言语不流利，包括语音的重复、停顿、延长、中断，以及言语前的犹豫和停顿。同时由于语言的不流畅，患者会伴有肢体动作、四肢或面部肌肉紧张。个体在预期要说难发的音时，会把肌肉和心理调节到结巴状态，这是口吃产生的直接原因，即参与构音的肌肉运动不协调导致口吃，而个体意识到这种不协调时，会加剧口吃的严重程度。口吃一般在儿童早期发生，2～5岁是口吃发生的高峰年龄，这一阶段的儿童处于“词汇爆炸期”，青春期后口吃的发病率降低。如果个体的口吃障碍从儿童期持续到成人期，其更容易在面试等情景中出现交流困难。

根据病因，口吃有两大类，一种称为获得性口吃（神经源性口吃），一般继发于神经创伤、药物成瘾等，如卒中。另一种称为发展性口吃，这种口吃开始于儿童早期，持续到成人期，是目前口吃领域的主要研究对象，其发生受各种因素影响，如基因、家庭、文化和种族等。

口吃的发生是基于社会、心理、行为、知觉、声学和认知神经科学等多层次因素复杂交互的结果，引起口吃发生的因素与以下几方面密切相关。

（一）精神因素

急性或迁延性精神创伤之后，儿童口吃发生率明显增加。部分儿童在语言发展期受到周围人的严厉惩罚或训斥，精神受到打击，这种恐惧或惊吓可引起口吃。

（二）遗传因素

口吃患者家族发病率可达36%～55%，如果孩子的父母或直系兄弟姐妹患口吃，那么他有很大的可能发展为口吃，男孩患口吃的概率是女孩的3～4倍。这是因为男性的下丘脑-垂体-肾上腺比女性更活跃，在相同的刺激下，男性分泌更多的皮质醇，这会让人紧张，导致言语重复。

（三）大脑结构活动异常因素

有学者认为正常人的双侧半球在言语的产生中需要相互协作，一侧半球起主导作用（一般是左半球），而口吃者缺乏这种大脑优势，造成激活言语肌肉的双侧神经冲动不合拍。口吃与前扣带回活动、前岛叶、基底核、小脑、边缘系统等活动异常有关。

（四）躯体疾病

一些幼儿呼吸道常见病如麻疹、咳嗽、百日咳、扁桃体炎、猩红热等影响到鼻、喉、呼吸道等言语相关器官，发病时幼儿由于呼吸问题会发生反复的言语动作，在病愈之后会形成口吃习惯。成人的获得性口吃，常见于脑血管疾病、周围神经病变等，如卒中、面瘫。

（五）语言行为习惯

在儿童言语学习阶段，模仿口吃的行为，可形成习惯。

（六）药物因素

一些精神药物可以引发口吃，这种口吃患者的男女比例与普通人群中口吃患者的男女比例不同，一般人群中成年口吃患者男女性别比为5：1，而药源性口吃患者则为8：7，同一般人群相比，药物引起的口吃更多地出现在女性当中。由精神药物引起的口吃，大多数具有获得性口吃的特点，停用有关药物后不久口吃即消失。精神药物引发口吃的机制，可能是通过脑内几种神经递质系统单独或共同起作用的结果。

二、口吃的症状和场景

（一）口吃的症状

1. 口吃的主要症状　非自愿的重复，包括语音的重复，音节的重复或者单词短语的重复；言语中停顿、语音的拖长，通常为元音。言语前的反常犹豫或停顿（被患者称为“语塞”）。言语速度过快、过急，不具备正常的节奏和停顿。

（1）症状群分类法

A群：音、音节的重复；词的部分重复；辅音延长；元音延长；重音或爆发式发音（在不自然的位置当中出现）；歪曲（努力发声结果出现歪曲音）。

B群：准备（在说话前构音器官的准备性动作）；异常呼吸（在说话前的急速呼吸）。

C群：词句的重复（词句以上连贯的重复，并非强调或感动的表现）；错话（言语上的失误，也包括朗读错误）；自我修正（包括语法、子成分等的修正）；在整个句子中插入（意义上不需要的语音、词、短句等）；中止（在词、词组或句子未完时停止）；间隔（词句中不自然的间隔）。

D群：速度变化（说话速度突然变化）；声音大小、高低、音质的变化（由于紧张在说话时突然变化）；用残留的呼气说话（用残留的呼气继续发音）。

E群：其他，即均不属于A群至D群的症状。

（2）根据其口吃发生的阶段，又分为以下几类。

1）难发口吃：患者在言语之初即第一个字时说不出的现象，必须经过一番努力或借助于其他动作如摇头跺脚、手足乱舞才能把第一个字说出来。程度较轻的患者不是每一句第一个字都难发，只在数句中的某一个字第一个音有表现。

2）连发性口吃：重复是指相同的声音重复一次以上，包括词的部分重复、整词重复和短语重复。词的部分重复指一个词中一个音节或几个音节的重复。整词重复指整个词重复一次以上（可为单个或全部音节）；短语重复指一个字以上的重复。患者口吃程度越严重，连发的音越多，一般只重复几遍，严重的甚至达十几遍，称为连发性口吃。

3）中阻性口吃：患者表现为说话的时候，突然声音止住，下面的话便说不出来，口吃越重，中阻越多，停顿时间也越长。中阻性口吃可能是由于呼气和发声中断或构音器官和喉肌肉软骨停止运动。

4）拖音性口吃：即延长，一个音或音节被拖得很长，或只有发音动作而不出声，包括有声延长和无声延长。有声延长是指发音时，某些音或音节比一般言语时延长更长的时间。无声延长是指做好发音准备但并没有发音，只是延长了发音的动作。患者表现为某一个字发出音以后音拉得很长，才能把这个字完全带出。

5）迅吃：指发几个音的过程中，有些音因发得过快而被省略掉。

2. 口吃的伴随症状　是指由于重复、延长等主要症状，患者从周围人得到负反馈（如躲避、挫折等），这种持续的负反馈使其对口吃产生恐惧，最终形成习惯性口吃。口吃的伴随症状包括逃避行为和回避行为。逃避行为是指当口吃出现时，患者无法终止口吃而有意转换为其他动作以完成发音，具体表现为抽噎、呼吸中断、吸气时发声、用力闭眼、伸舌、跺脚、脖子向前后运动、头或手等身体部位抽搐。回避行为是指由于对口吃的恐惧，患者意识到自己在说某个词、语音或在某种情境中会口吃时，通过采取各种手段和活动避免口吃。例如患者意识到自己想说的话中某个字难以发出时，用别的词代替或掺入不必要且没有意义的插入语，如嗯、呃等以回避口吃。

3. 口吃的伴随动作　口吃患者在讲话时常伴随有过多的肢体动作如握拳、跺脚等，躯干前屈后仰、坐不稳；过多的面部动作，如眨眼、皱眉、噘嘴、翕张鼻孔、颜面快速鼓起来、张大眼睛等快速的口部动作，面肌紧张甚至痉挛和抽搐；构音呼吸系统伴随紧张运动，如喘气、伸舌、弹舌、嘴歪、张嘴、下颌开合；头颈运动，如脖子向前后、侧面乱动。

4. 努力性表现　努力避免口吃或从口吃状态中解脱出来，如解除反应、助跑表现、拖音、回避等。

（1）解除反应：努力从口吃中解脱出来，出现口吃时用力，加进拍子，说话暂停，想方设法再试试等。

（2）助跑表现：为了不口吃有目的地使用，重复开始的语句。

（3）拖音：想办法将难发的音延长，最终将目的音发出来。

（4）回避：尽量避开该发的音，放弃说话或用别的词代替或用不知道回答，使用言语以外的方法如手势等。

5. 口吃消极情绪　连续口吃，患者会产生消极情绪，包括对口吃的焦虑和恐惧、对特定人物个体和特种情境的恐惧、想要努力交流而产生的挫败感及因交谈情境较难而产生的羞愧感。表现为有的患者恐惧、哭、遗尿、烦躁不安或发呆，有的睡眠不安、食欲缺乏、头痛、胃肠道功能失调及虚弱，有的患者则表现为兴奋性增高、爱哭。当儿童由于言语障碍受到嘲笑时，他们就有意识地回避进行言语交往，或变得易于激惹、易闹情绪。

6. 容易出现口吃的场景　无论是成人还是儿童，当存在压力、情绪变化时，可以诱发或加重口吃的发生。

对于成人，在以下几种场合比较容易出现口吃的情况：①事先预感到听者的反应；②表达内容较为重要；③应聘时或全身紧张时；④对方有较高期待时。

对于儿童，在以下几种情况比较容易出现口吃的情况：①在情绪激动、恐惧、失望害怕时；②急于抢话争论时；③在严厉的束缚下；④使用较难的词汇或不习惯的词句时。

第 2 节　口吃的评定

标准化的口吃评定包括听力筛查、口部运动评估、病历信息咨询、口吃测量、相关行为信息（伴随性动作及负面情绪）检查等。

口吃的评定以语音评定为核心内容，包括语音的种类、词类、词汇的使用频率、词句的语法、长度、组合等。口吃音出现也有其特征，一是“波动性”：出现在口吃早期，即流畅与非流畅交替出现。多见于儿童，常在生病时、居住环境改变、作息改变后容易发生，但是随着年龄的增大，流畅性出现的机会越来越少。二是“一惯性”：一些患者口吃音的出现总是在同一位置、同一音节中，称为“一贯性”。三是“适应性”：即在反复朗读同一篇文章后，口吃的频率反而会降低。这些都是医生在评价时需要掌握的重要信息。

此外，还需对伴随症状进行评定，除了紧张性的肢体代偿动作，儿童还会出现睡眠障碍、食欲缺乏、头痛、肠胃功能失调及虚弱症状，同时伴有兴奋性增高、爱哭等表现。成人常伴有焦虑、抑郁等精神症状。

治疗师在评估中应综合考虑多种因素，不仅对口吃类型与频次进行评估，还要对口吃的可变性（诱发情境）、相关伴随行为、回避行为、说话速度、消极情绪等情况进行评估。

一、病史询问

详细了解患儿的父母是否有口吃病史，询问其在生长发育过程中运动、言语、认知能力的发育情况。口吃行为出现的年龄、持续时间、频率及对日常生活的影响程度。结合脑电图、计算机断层扫描CT等判断是否由脑功能障碍引起。此外，患儿家族史、孕产史、脑部外伤史、既往病史和就诊史也必须详细了解。

总体上如果在自由游戏的情境中儿童每100字中有5次说话中断就需加以注意。但仍需辨别他是何种类型的不顺畅，由此可知口吃已经发展到何种程度。

口吃的发展有阶段和层次性的危险迹象：从有规律的重复、音调上升至逃避行为出现为止各有明显特点。治疗师也应该评估不流畅儿童的动作、言语发音技能、听觉技能和语言水平。在评估诊断中最重要的是与家长面谈，了解他们如何帮助儿童和儿童对家长的努力有什么反应等；其次可以观察亲子关系，了解儿童和治疗师之间的关系，从幼儿园或小学老师那里收集信息。在多数情况下口吃的早期诊断是通过收集治疗师、父母和在儿童生活中有重要影响的其他人的意见来进行诊断的。

二、症状评定

（一）口吃的类型与频次评估

对患者与治疗师或家人的谈话进行录音；在患者阅读时进行录音，阅读材料应该与其年龄、兴趣及民族文化背景相适应。

（二）口吃可变性评估

由患者照料人记录其口吃出现的时间及诱发情境；治疗师对患者在不同场合出现口吃的谈话内容进行录音，以便进行口吃等级分析；治疗师对患者在治疗中心和其他场合出现口吃的频次进行比较，如果两者结果差异过大，则再进行评测。

（三）相关伴随运动行为评估

记录患者在评估过程中出现的相关伴随行为。

（四）回避行为评估

记录患者谈话过程中回避的声音和词语，要求患者列出说话时感觉难发的音和词，以及口吃发生的交谈对象和情境。如患者年龄较小，则由其照料者记录。

（五）说话速度与构音速度评估

1. 说话速度评估　从患者连续谈话内容中选择2/3内容，计算其1min谈话中包含的词和音节个数。

2. 构音速度评估　计算患者谈话过程中的音节个数，不包括停顿或终端超过2s的音节。

（六）消极情绪评估

记录患者谈话中产生的消极情绪及口吃时产生消极情绪的对象和情境；治疗师向患者家人或朋友询问其口吃出现的情境。消极情绪的评估包括S-S法和行为评估量表。

此外，对口吃进行综合诊断时还应考虑以下异常的呼吸方式，如吸气时发声、发声前屏住呼吸、呼气结束时仍继续发声、呼气与吸气运动不协调、吸气不足时发声、说话过程突然快速呼吸、口吃时呼气、日常呼吸紧张等。

（七）口吃诊断标准

谈话内容中不流畅言语的比例超过5%；谈话内容中部分词重复、声音延长、词语停顿比例超过2%；言语延长超过1s即被诊断为口吃。

三、常用的口吃评估工具

目前，常用的口吃评估工具是儿童及成人口吃严重程度分级量表第三版（SSI-3），其是一种适用于成人与儿童的标准化评估工具。评估内容包括：①口吃频次百分比计算；②阻塞及阻塞时长的计算：从患者阻塞的时刻中，最长的3次，计算其平均值；③口吃伴随症状的评定：6个级别，分别为0～5级，伴随症状包括说话时加入插入语、面部肌肉活动过度、头向前后频繁运动、肢体运动等。

四、口吃程度分级

临床上，将口吃分为轻、中、重度三级。

1. 轻度口吃　2min内出现口吃1～5次，说话时偶尔出现口吃，一般能表达自己的意愿。
2. 中度口吃　2min内出现口吃6～10次，说话时时常出现口吃，但还能表达自己的意愿。
3. 重度口吃　2min内出现口吃10次以上或无法说话，说话时频繁出现口吃，很难表达自己的意愿。

第3节　口吃的治疗

一、口吃治愈的标准

评价口吃是否治愈需要在达到预期治疗目标后1年至1年半，排除口吃在训练结束后复发的问题，一般认为其语言的流畅度必须符合以下3个标准。

1. 不流利的言语数量在正常的范围内。
2. 正常范围流利言语持续5年。
3. 患者本身确认不再有口吃症状，不存在流利性障碍。

约1/3患儿能够治愈，约2/3患儿症状得到改善，当口吃完全形成后，治疗变得困难，预后效果不理想。

二、儿童口吃的治疗

在儿童口吃治疗中，治疗介入时间非常关键。如果一个孩子在4年内口吃超过3个月，并表现出口吃时紧张或挣扎行为，就需要对其进行治疗。在儿童口吃治疗中，除以言语治疗为核心外，为了增加长期效应，干预的目标主要是异常言语行为、口吃者的焦虑和恐惧等消极情绪、消极的自我意象问题和父亲、母亲的消极态度等。

1. 口吃儿童父母指导　通过改变儿童的交流环境和矫正父母的言语模式来促进儿童言语流畅性的发展，称为“间接治疗”，这一指导过程通常要早于儿童的直接言语治疗。

父母在口吃儿童的整个治疗过程中起中心作用，因而在口吃治疗过程中要更加注意对父母进行关于口吃治疗的教育，帮助父母减少他们自己对口吃的恐惧和对孩子言语的关注，训练父母利用适当的交流矫正来支持孩子的治疗。具体方法如下所述。

（1）教育和咨询：目的是让父母成为孩子口吃治疗的积极参与者。这个过程包括口吃的相关知识教育、提出对孩子言语的关注，以及教会父母怎样以一种支持的方式对孩子的口吃。

（2）交流矫正训练：目的是帮助父母认识怎样用交流矫正来促进孩子产生更加流畅的言语。交流矫正训练包括4个特定策略，可以根据临床医师和父母判断、孩子对口吃治疗的反应来选择。

1）随意交谈策略：核心是父母通过慢的言语或增加单词和短语之间的停顿，从而减少儿童紧张而产生的伴随动作。

需要注意的是父母的言语听起来应该是自然的，而不是刻意的放慢或停顿过长的时间，在正常停顿的地方停顿（如在句子和短语之间说话者转换时）；避免发出“机械的”声音或是断断续续的说话模式。父母可以在给孩子读书时练习更慢的说话，有助于他们在发音上区分短语。

2）增加停顿时间、减少时间压力：可以训练父母增加停顿的时间，这一策略有助于父母确保孩子在发音后完成说话而没有被口吃中断。延长时间有助于父母关注“同时谈话”或在孩子说话最后进行商量。延长时间反应，让孩子知道他有足够的时间来说他想说的，没有必要感觉到有时间压力。

3）减少交流要求：帮助父母学会矫正他们提问题的方式，使孩子可能面对的说话要求最小化。具体操作是训练父母提问方式由直接的信息传递到间接的提示，如建议父母讲话时采用“我不知道”或“我认为”作为开头，能够给孩子相同的机会提供信息，而不需要担心孩子在没有准备好的时候必须回答。例如，“那个人在做什么？”可以用“我不知道那个人在做什么。”来代替。

4）映射或改述策略：父母用一种稍慢的和更加随意的方式来映射孩子所说的话。父母可以重复孩子所用的相同的词或者在维持孩子的说话内容的基础上扩充一些内容，提供一些附加的信息。例如，如果孩子说“我－我－我想－想要这个玩具。”父母可以用随意交谈模式反应，如“哦。”“你想要？”或“哪个玩具？”使用映射或改述策略可以使孩子能够以一种更加随意、更加放松的方式听到自己所说的话。

在具体训练中，可以任意选择其中一个策略，按照以下模式来进行：首先治疗师和父母讨论在这次训练中要用到的策略；然后治疗师同孩子进行15min左右的单独交流，父母可以从观察室观察到治疗师与孩子的交流。接下来治疗师与父母（一人）交换位置与孩子进行15min左右的单独交流，治疗师和另一个父母成员进行观察。

（3）回顾和重新评价：当治疗结束时，治疗师对孩子的言语流畅性和交流能力进行再次评定。如果孩子的言语流畅性在正常限制之内（对话言语中不流畅单词少于3次/100字），结合适当的交流态度则可以结束治疗。3～6个月后再进行一次评价，继续监控孩子的流畅性交流态度和交流技巧。

2. 言语治疗　包括减慢速度（杜绝时快时慢），音量控制（音量降低，尽量柔和地说话），呼吸和呼吸气流的控制（保持气流和发音的连贯性），倾听的态度，节律的把握（打节拍），努力性和肌肉紧张的放松训练（放松胸腹部）。

3. 呼吸训练　口吃者的呼吸器官、肺活量一般正常，但口吃者说话时常有呼吸紊乱、呼吸方式不当或呼吸和发音不协调，造成言语产生的发音和呼吸的动力机制出现问题。采用符合发音规律的呼吸疗法如练习呼吸操，进行呼吸和发音的协调训练，结合言语训练和系统脱敏能取得良好的效果。

4. 心理疗法　以“支持”为主的特殊性心理治疗方法。初发口吃儿童对自我口吃本身很少注意，此时主要的心理支持是防止儿童对口吃产生自我意识，消除和减轻消极因素。例如，通过与口吃儿童的交流，运用鼓励语言使他树立自信心；对于已经有口吃意识的儿童，则告诉他这是许多孩子在语言发育过程中都会遇到的问题，是可以治愈的，使之放下心理包袱。复诊时，对口吃儿童的进步，要给予适当的评价和鼓励，树立孩子流利说话的信心。

5. 药物治疗　钙通道阻断剂、β受体阻断剂、抗焦虑药、抗抑郁药和抗痉挛药等都可用于口吃治疗。

6. 其他方法　如爱丁堡掩蔽技术。这一理论认为当口吃者听不到自己声音的时候，说话时就不口吃。该技术利用一个小仪器横过喉部用带子捆住，接着贴到像听诊器的装置上。当口吃者讲话时，小仪器被激活，可阻止口吃者听到自己的讲话。

流利产生手势训练（FIGS）有助于防止口吃。FIGS 主要用来改变发声、呼吸、发音之间的协调性，这些手势先分开教，以后再合并起来。

生物反馈治疗和计算机辅助的流利言语训练也能有效改善口吃。通过生物反馈如呼吸肌电反馈进行放松训练；或通过提供反馈和指导的计算机程序来减少口吃，提高言语的流畅性。

三、成人口吃的治疗

1. 呼吸训练　声音的发出与呼气时的气流有关，口吃患者的呼吸紊乱是由于形成言语的发音的气体动力机制的不协调，缺乏准确的动作程序而引起的。主要表现为说话时气短，上气不接下气，胸口堵塞，心窝里好像有一块大石头。所以，在矫治口吃的过程中，呼吸训练是不容忽视的。

（1）胸腹联合呼吸：吸气从鼻孔吸入，呼气从嘴里呼出，吸气时一直贯通到腹部，并使腹部尽最大可能地凸起，以便吸入更多的空气。然后微微张开口，平和、舒缓地向外呼气，气息好像一条长长的丝线，缓慢地向外流。腹部缓慢收缩（腹部凹下）。每个人的肺活量不同，呼吸的长短也就不同。初次呼吸训练时，吸气8～12s，呼气10～16s。随着训练次数的增加，呼吸时间会逐渐增长，每日早晚练习20～30min。

（2）呼吸控制：学会控制呼气的能力，对患者矫正口吃，重建语言习惯是很重要的。呼气时胸肋不能一下子松弛下来，而要保持吸气时的状态，小腹收缩，用腹肌及横膈膜的力量将气托住，平稳均匀慢慢地呼出。此外，吸气不宜太急，要少而顺，吸得适度，不能过多。发音、说话时不能把气呼完。

（3）呼吸和发音练习：呼气时再发音，发音由轻渐重，由低而高。开始练习时，深吸一口气，呼气时分别发[a]、[o]、[e]、[y]、[u]，也可在呼气时发拖长音[f]或[s]。练习几日后，开始练习吐气发音，吸入一口气，向外呼气的时候用发音法轻声念诵阿拉伯数字1、2、3、4、5、6、7，随着练习，可以逐渐增加念诵阿拉伯数字的长度。

（4）扩大音域：音域窄也是普遍存在的一个问题。可以通过夸大回声练习来扩大音域，即将阳平的高音处与去声的低音处拉开、夸大。其次选择音阶练习，不一定要跟着旋律进行，可以从自己感到适合的音高开始，逐句提高，然后逐句降低，从中音区向高低两头发展，达到自己力所能及为止。在扩展音域的基础上再扩大音量。

2. 控制言语节律与速度　对一些语速非常快的口吃者可以用节拍器控制口语速度，节拍器上有不同刻度，可以按要求设定，选定速度，开始可以从每分钟40拍开始训练，逐渐提高速度。

3. 韵律训练　选用一些单词，让患者将字与字之间用韵律连起来，熟练以后可以用同样的方法训练句子。另外，也可以让患者先用“哼”语的方法将词读出来，再用口语读出，句子训练的方法相同。

4. 齐读　治疗人员与口吃者同声朗读可立即减少不流畅语量。原因是改变了说话者的听觉反馈，这种反馈包括不同的组成部分。从关节、肌和肌肉感受器中获得构音器官运动和位置的反馈，即本体感受性反馈；从感受触觉和空气压力改变的感受器中获得构音器官，如唇、牙槽和舌相互接触的反馈，即触觉反馈；另外，听到自己说话，即听觉反馈。

5. 听觉反馈仪器的训练　近年来，口吃听觉反馈的重要性和改变听觉反馈对提高口吃者言语流畅性的临床价值被越来越多的人认识，尤其是延迟听觉反馈的应用受到了广泛的关注。这种听觉反馈的延迟能导致正常说话者言语不流利。这种方法只对部分口吃者有效，而且应该在医师的指导下进行。

6. 减轻口吃症状　指导患者学习和自我总结能减少口吃症状的方法，如训练发言前避免目光直视；训练首字发音前深吸气，利用呼气期发首字音；学习控制首字低声言语，逐渐提高音量；避免说话前急速呼吸。

7. 减轻口吃伴随症状　减少对话的目光对视，可减轻口吃者心理压力；减少摇头、东张西望等伴随症状；学习尽快用目光注视听者，做思考状；重要场合发言时可双手放后面，持续用力按压或抓握，避免听众可视下的伴随动作，减轻口吃者对伴随动作的忧虑。

自 测 题

A1型题

1. 口吃的症状群分类中表现为“说话速度突然变化，声音大小—高低—音质的变化，用残留的呼气说话”，是哪群表现特征（ ）
   A. A群 B. B群
   C. C群 D. D群
   E. E群
2. 口吃的发生是基于社会、心理、行为、知觉、声学和认知神经科学多层次因素复杂交互的结果，以下不是口吃常见病因的是（ ）
   A. 大脑结构活动异常因素
   B. 遗传因素
   C. 躯体疾病
   D. 药物因素
   E. 发音器官结构异常
3. 口吃以言语不流畅为主要表现，同时伴有多种伴随症状，但不包括（ ）
   A. 回避行为 B. 努力性
   C. 肢体动作 D. 消极情绪
   E. 心脏病
4. 以下关于口吃的说法错误的是（ ）
   A. 口吃为常见的言语障碍
   B. 患儿大多自卑、羞怯、退缩、孤僻、不合群
   C. 发病率男多于女
   D. 发音器官或神经系统的缺陷导致
   E. 按照病因分为获得性的和发展性两类
5. 口吃的诊断中，2min内出现口吃6～10次，说话时时常出现口吃，但还能表达自己的意愿。属于哪种程度的口吃（ ）
   A. 轻度 B. 中度
   C. 重度 D. 极重度
   E. 极轻度
6. 评价口吃是否治愈需要在达到（ ）
   A. 预期的治疗目标后1年到1年半左右
   B. 治疗后半年内
   C. 治疗后5年内
   D. 口吃消除当时
   E. 无规定
7. 哪种角色在整个口吃儿童的治疗过程中起中心作用（ ）
   A. 治疗师 B. 儿童自身
   C. 父母 D. 老师
   E. 同学
8. 成人口吃训练中不包括以下哪项（ ）
   A. 呼吸训练 B. 齐读
   C. 听觉反馈仪训练 D. 控制言语节律与速度
   E. 听力训练

（贾 琪）

第7章 吞咽障碍

案例 7-1

患者，男，65岁，因左侧脑干梗死导致吞咽障碍一月余，现鼻饲饮食，饮水试验结果为：分2次以上喝完，有呛咳。

问题：1. 该患者饮水试验为几级？

2. 进一步康复，需要完善哪些评定？

第1节　正常吞咽解剖和分期

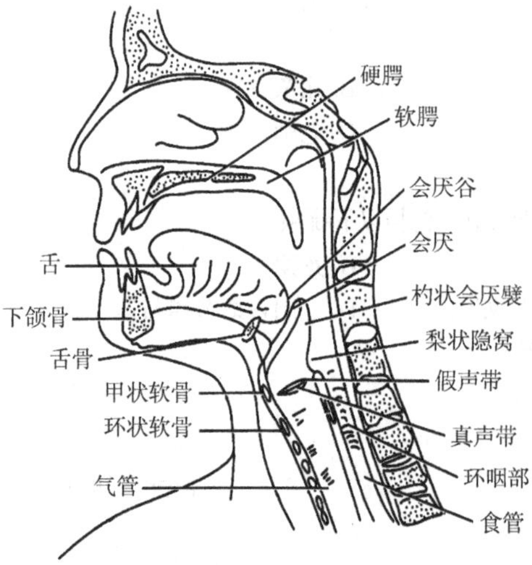

图7-1　吞咽相关解剖标志的矢状图

吞咽是人类最复杂的行为之一，是食物经咀嚼形成的食团经由口腔、咽和食管然后入胃的过程，需要口腔、咽、喉、食管等结构共同参与和协调运动才能完成（图7-1）。吞咽又是一种复杂的反射活动，必须由特定的刺激才能引起，需要至少6对脑神经的调控。熟练掌握吞咽运动相关解剖及生理知识是成功处理吞咽障碍的先决条件。

一、正常吞咽的解剖与生理

（一）吞咽器官的解剖特点

1. 口腔　是吞咽器官的起始部分。口腔前部以唇为界与外界相通；口腔后部经由腭垂、腭咽弓、腭舌弓与舌根围成的咽峡与咽部相通；上、下壁为上、下牙列，硬腭，软腭，舌和口底；口腔侧壁为颊。

2. 咽　是呼吸道和消化道的共同通道。咽顶壁位于颅底，下方与喉、食管分别相接，自上向下分为鼻咽、口咽和喉咽三部分。会厌与舌根间的缝隙为会厌谷。从正面看，位于喉部两侧、食管通道处的会厌与甲状软骨间的浅沟为梨状窝。

3. 食管　是与咽部相连的管腔，上端与环状软骨后部持平，下端位于食管裂口下部，为贲门，与胃部相连。食管可分为颈部、胸部、腹部三个部分，并有各自狭窄的部分。

4. 喉　既是呼吸通道，又是发音器官。吞咽食物时，舌根向后方压迫会厌向下封闭喉口，使食团进入咽，避免食物在吞咽时进入呼吸道而引发呛咳。

二、正常的吞咽过程分期与特点

正常人的吞咽运动可分为5个阶段：口腔前期、口腔准备期、口腔期、咽期和食管期。

1. 口腔前期　是患者通过视觉和嗅觉感知食物，用餐具、杯子或手将食物送至口的过程。

2. 口腔准备期　是食物进入口腔并在口腔内咀嚼形成食团的过程。

口腔准备期的生理特点：充分张口，食物进入口腔之后，口唇闭合。舌感知食物，包括食物的味道、温度和质地，利用上、下牙列进行咀嚼，食物与唾液充分混合后，最终形成食团。

这一时期是可以随意控制的，在任何时候都可以停止。食物进入口腔后，咽与喉处于静止状态，呼吸道开放且可以自由呼吸。

3. 口腔期 是预备好的食团经口腔向咽部运送的过程。

口腔期的生理特点：当食团被舌根推过腭咽之后，舌根上抬与硬腭接触面扩大的同时向后挤压食团进入咽部；与此同时软腭开始提升至与咽后壁相接，关闭鼻咽与口咽的间隙，形成鼻咽腔闭锁。

4. 咽期 是食团通过吞咽反射由咽部向食管运送的过程。

咽期的生理特点：软腭上抬和后缩完全闭锁鼻咽腔，阻止食物进入鼻腔；舌根下降和后缩与咽后壁接触，关闭口咽腔，防止食物反流进入口中；舌根向后方压迫会厌向下封闭喉口，喉随咽上提且稍向前移使环咽肌开放，食管入口开放；咽缩肌规律地由上至下收缩，推动食团向下移动。

5. 食管期 是指食团通过食管进入胃的过程。

食管期的生理特点：此期从环咽肌开放开始，由食管肌肉产生顺序收缩实现推动食团向下运动，食管下段括约肌放松，食团进入胃。

三、与吞咽有关的神经支配

有7对神经参与吞咽运动，具体见表7-1。

表7-1 与吞咽有关的神经支配

吞咽过程	支配神经	功能及作用
口腔期	三叉神经	①传导咀嚼肌的本体感觉；②传导同侧面部皮肤及口腔、鼻腔和舌前2/3黏膜的感觉；③支配咀嚼肌的运动
	面神经	①支配面肌的运动；②控制泪腺、下颌下腺、舌下腺及鼻、腭的黏膜腺的分泌；③舌前2/3黏膜的味蕾；④传导耳部皮肤的躯体感觉和表情肌的本体感觉
	舌下神经	舌肌的活动
咽期	舌咽神经	①舌后1/3的味蕾；②舌后1/3、软腭、咽门和咽上部的感觉；③支配茎突咽肌的运动；④控制腮腺的分泌
	迷走神经	①咽、喉、食管处的感觉；②支配茎突咽肌的运动；③支配软腭、咽及喉部横纹肌的运动
	副神经	①与迷走神经构成喉返神经，支配声带活动；②支配胸锁乳突肌和斜方肌的运动
食管期	迷走神经	支配食管上端横纹肌的活动
	交感神经	支配食管下端横纹肌的活动

第2节 吞咽障碍的概述

一、吞咽障碍的定义

吞咽障碍是指口腔、咽、食管等吞咽器官发生病变时，患者的饮食出现障碍而引起的症状。临床上，因病变发生的部位、性质和程度不同，引起的吞咽障碍症状也有很大差别。

二、吞咽障碍的分类

吞咽障碍的分类方法常见有两种，一种按有无解剖结构异常分为功能性吞咽障碍和器质性吞咽障碍；一种按解剖部位的不同分为口咽部吞咽障碍和食管部吞咽障碍。

引起吞咽障碍尤其是功能性吞咽障碍的常见病因如下。①神经系统疾病：如脑卒中、阿尔茨海默病、帕金森病、脑神经或延髓麻痹、吉兰-巴雷综合征等；②肌肉病变：如重症肌无力、多发性肌炎、硬皮病、肌萎缩侧索硬化（ALS）、颈部肌张力障碍等；③食管动力性病变：如胃食管反流病、贲门失弛缓症、弥漫性食管痉挛、环咽肌失弛缓症、食管憩室、机械性梗阻等；④心理因素：如癔症。

三、吞咽障碍的常见病因

1. 脑卒中　吞咽障碍是脑卒中常见且严重的并发症，40%的急性期患者患有吞咽障碍，16%的慢性期患者患有吞咽障碍；吞咽障碍会导致患者出现吸入性肺炎、营养不良、脱水等并发症，严重者会导致死亡。根据病变部位，可分为大脑半球病变和以延髓为中心的脑干病变。

在大脑半球病变中，一侧病变所导致的吞咽障碍可在数周内恢复正常；如果两侧病变所导致的吞咽障碍则称为假性延髓麻痹，主要表现在口腔准备期和口腔期发生障碍，但吞咽反射还是存在的。脑干病变所导致的吞咽障碍则称为延髓麻痹，主要影响咽期，吞咽反射减弱或消失，这些患者误吸比较明显，治疗效果较差（表7-2）。

表7-2　延髓麻痹与假性延髓麻痹导致吞咽障碍的鉴别

鉴别点	延髓麻痹	假性延髓麻痹
损伤部位	下运动神经元损害	双侧上运动神经元损害
精神状态	不影响	影响
咽反射	咽反射减弱或消失	咽反射存在
智力	正常	可有障碍
情绪易变	少见	常见
病理反射	一般无	常有
影响阶段	咽期	口腔准备期、口腔期

2. 神经、肌肉疾病

（1）弛缓性肌力低下：主要的疾病是肌萎缩侧索硬化、延髓空洞症等神经性疾病。吞咽运动有关的肌肉中，除舌肌、软腭等口腔肌肉外，咽缩肌、食管入口处括约肌（环咽肌）、喉闭锁肌的麻痹、弛缓也会出现问题。咽缩肌和喉闭锁肌的障碍尤其容易引起误咽，导致呼吸系统感染。可以通过半流质饮食缓解口腔期的障碍。

（2）运动过多，异常紧张：主要的疾病是亨廷顿病、肌张力障碍等神经变性疾病、硬化病等引发软组织病变的疾病等。

（3）帕金森病：是一种进行性变性疾病，肌肉萎缩、震颤、动作缓慢是其三大特征。口腔准备期、口腔期、咽期均受影响。早期很少发现，随着病情的发展，误吸的概率也随之增加。对吞咽的影响表现为舌肌和咀嚼肌运动受阻，食团形成和移送情况不良，会并发脱水和营养不良；环咽肌通过障碍和咽部通过延长。

四、吞咽障碍的临床表现

1. 口咽部吞咽障碍　又称高位吞咽障碍。

临床表现：一般发声在吞咽前或吞咽时，患者表现出在吞咽时动作缓慢且费力，尤其是吞咽液体食物时常发生呛咳，常伴有流涎、吞咽后食物停滞或黏附在咽喉处。

2. 食管期吞咽障碍　又称低位吞咽障碍。

临床表现：一般发生在吞咽后数秒钟内，患者表现出进食后胸骨后阻塞感，尤其是固体或较硬食物，常伴有咳嗽、鼻反流等症状。

五、吞咽障碍的不良后果

吞咽障碍轻则影响身体健康，重则危及生命，常可引起以下情况。

1. 误吸和误吸性肺炎　误吸指吞咽之后吸气时将残留在咽部的食物带入气道。在大部分正常人会偶尔发生误吸，可通过咳嗽反射将其排出。吞咽障碍患者由于吞咽生理机制受损，误吸发作频繁严重者可导致肺部感染。误吸性肺炎就是由于误吸或胃内容物反流至肺部或气管，严重时可致命。

2. 营养不良　由进食恐惧、进食困难、消化不良引起。由于维持健康的能量减少，患者的生活质量和康复进程会受到影响。

3. 脱水　由于频繁发生误吸，患者对进食产生恐惧感，减少进食量，尤其是水分的摄入量减少导致脱水；此外，脱水也会影响吞咽功能，如唾液等消化液的分泌减少。

第3节　吞咽障碍的评定

一、临床吞咽检查

（一）临床检查法

吞咽障碍的临床检查法包括主诉、既往史、临床观察、临床检查。主要目的是确定吞咽障碍是否存在，提供吞咽障碍相关的解剖和神经学依据，了解患者的营养状况，确定患者有关误吸的危险因素，为进一步检查和治疗提供依据。

（二）筛查

筛查的主要目的是找出吞咽障碍的高危人群，确定是否需要作进一步诊断性的检查。

1. 反复唾液吞咽测试（RSST）　是一种评定吞咽反射能否诱导吞咽功能的方法。其检查方法是：被检查者原则上应采用坐姿，卧床时采取放松体位。检查者将手指放在患者的喉结及舌骨处，让其尽量快速反复吞咽，喉结和舌骨随着吞咽运动越过手指，向前上方移动再复位，确认这种上下运动，下降时刻即为吞咽完成时刻。观察患者30s内吞咽的次数和动度。当被检查者口腔干燥无法吞咽时，可在舌面上注入约1ml水后再让其吞咽。

对于因意识障碍或认知障碍不能听从指令的患者，反复唾液吞咽试验执行起来有一定的困难，这时可在口腔和咽部做冷按摩，观察吞咽情况和吞咽启动所需要的时间。结果判断：30s内吞咽次数＜3次，或喉上抬的幅度＜2cm为异常。

2. 饮水试验　由洼田俊夫在1982年提出，主要通过饮水来筛查患者有无吞咽障碍及其程度，同时还能作为能否进行吞咽造影检查的筛选标准。其检查方法：让患者像平常一样喝下30ml水，然后观察和记录饮水时间、有无呛咳、饮水状况等，并记录患者是否会出现下列情况（表7-3），如啜饮、含饮、水从嘴唇流出、边吃边要勉强接着喝、小心翼翼地喝等。

表7-3　饮水试验结果分级及判断标准

分级	诊断标准
Ⅰ级：能一次喝完，无呛咳	正常：Ⅰ级，在5s内喝完
Ⅱ级：分2次以上喝完，无呛咳	可疑：Ⅰ～Ⅱ级，在5s以上喝完
Ⅲ级：能一次喝完，但有呛咳	
Ⅳ级：分2次以上喝完，且有呛咳	异常：Ⅲ～Ⅴ级
Ⅴ级：经常呛咳，难以全部喝完	

（三）与吞咽有关的口颜面功能评估

1. 直视观察　观察唇结构及黏膜有无破损，两颊黏膜有无破损，唇沟和颊沟是否正常，硬腭（高度和宽度）的结构，软腭和悬雍垂的体积，腭、舌咽弓的完整性，舌的外形及表面是否干燥、结痂，牙齿及口腔分泌物状况等。

2. 唇、颊部的运动　静止状态唇部的位置，有无流涎，露齿时口角收缩的运动、闭唇鼓腮、交替重复发[u]和[i]音，观察会话时唇的动作。

3. 颌的运动　静止状态下、言语和咀嚼时颌的位置，是否能抗阻力运动。

4. 舌的运动　静止状态下舌的位置，伸舌运动、舌抬高运动、舌向双侧运动、舌的交替运动、言语时舌的运动及抗阻运动。舌的敏感程度，是否过度敏感及感觉消失。

5. 软腭的运动　发[a]音观察软腭的抬升程度及言语时是否有鼻腔漏气；软腭抬升差的患者刺激腭弓是否有上抬或是否出现呕吐反射。

6. 喉的运动及功能

（1）音质/音量的变化：嘱患者发[a]音，听发音的变化。如声音沙哑且音量低沉，声带闭合差，在吞咽时呼吸道保护欠佳，容易造成误吸。

（2）发音控制/范围：与患者谈话，观察其音调、节奏等变化。如声音震颤，节奏失控，为喉部肌群协调欠佳，吞咽的协调性会受到影响。

（3）刻意的咳嗽/喉部的清理：嘱患者做咳嗽，观察其咳嗽力量变化。如咳嗽力量减弱，则喉部清除分泌物、残留食物的能力也会减弱。

（4）吞唾液：观察患者有无流涎情况，询问家属患者是否经常“被口水呛到”，如果有，可能是因为患者处理唾液的能力下降，容易产生误吸。

（5）喉上抬：观察空吞咽时喉上抬的运动。检查方法是：治疗师将手放于患者下颏下方，手指张开，示指轻放于下颌骨下方的前部，中指放在舌骨，环指放于甲状软骨的上缘，小指放于甲状软骨下缘，嘱患者吞咽时，环指的甲状软骨上缘能否接触到中指来判断上抬的能力。正常吞咽时，甲状软骨能碰及中指（上抬2cm）。

（四）摄食-吞咽过程的评估

观察时使用的食物有：①流质，如水、清汤、茶等。②半流质，如稀粥、麦片饮料、加入增稠剂的水等。③糊状食物，如米糊、浓粥、芝麻糊等，平滑而柔软，最容易吃。④半固体，如烂饭，需要中等咀嚼能力。⑤固体，如正常的米饭、面包等，需要较好的咀嚼力。按照糊状食物→流质、半流质→半固体、固体的顺序。数量按照1/4茶匙（约2.5ml）→半茶匙（约5ml）→1茶匙（约10ml）→1茶匙半（15ml）。进食液体的顺序：从使用匙、杯到使用吸管。整个评估时间在20～30min。摄食-吞咽过程从下列几个方面进行评估。

1. 是否对食物认知障碍　给患者看食物，观察其有无反应。将食物触及其口唇，观察是否张口或有张口的意图。意识障碍的患者常有这方面的困难。

2. 是否入口障碍　三叉神经受损患者舌骨肌、二腹肌失支配致张口困难、食物不能送入口中。鼻腔反流是腭咽功能不全或无力的伴随症状。面神经受损时口轮匝肌失支配，不能闭唇，食物从口腔外流。

3. 进食所需时间及吞咽时间　正常的吞咽包括了一些要求肌肉精确控制的复杂的运动程序，这些运动快速产生，仅需要2～3s把食物或液体从口腔送到胃中，吞咽困难时吞咽时间延长。

4. 送入咽部障碍　主要表现为流涎、食物在患侧面颊堆积或嵌塞于硬腭、舌搅拌运动减弱或失调致使食物运送至咽部困难或不能。

5. 经咽部至食管障碍　主要表现为哽噎和呛咳，特别是试图吞咽时尤为明显。其他症状包括鼻腔反流、误吸、气喘、每口食物需要吞咽数次、吞咽反射启动延迟、咽喉感觉减退或丧失、食物残留在梨状窝、声音嘶哑或“湿音”、构音障碍、呕吐反射减退或消失、痰增多。声音嘶哑、“湿音”常提示可能为误吸。

6. 与吞咽有关的其他功能

（1）进食的姿势：当患者不能对称地坐直时，常躯干前屈，不得不向后伸颈，颈前部肌肉被牵拉，舌与咽喉的运动更加困难。偏瘫患者躯干和头屈向偏瘫侧，难以将食物置于口腔中，在口腔内控制食物几乎不可能。因此，应评价用哪种姿势进食较容易，可使误吸症状减轻或消失。

（2）呼吸状况：呼吸和吞咽是维持生命的主要功能，两者有密不可分的联系。正常吞咽需要暂停呼吸一瞬间，让食物通过咽部；咀嚼时，用鼻呼吸。如果患者在进食过程中呼吸急速，咀嚼时用口呼吸或吞咽瞬间呼吸，均容易引起误吸。主要观察呼吸节律、用口呼吸还是用鼻呼吸、咀嚼和吞咽时呼吸的情况等。

7. 吞咽失用的检查　吞咽失用的主要表现为：没有给患者任何有关进食和吞咽的语言提示，给予患者盛着食物的碗筷，患者能正常拿起进食，无哽咽、无呛咳，但给予患者口头指示进食吞咽时，患者意识到需要吞咽，却无法启动吞咽，无法完成整个进食过程。有些患者，给予其食物时会自行拿勺子舀食物并张口送入口中，但不会闭唇、咀嚼，或舌不会搅拌运送食物，不能启动吞咽，在检查中，可观察到患者唇舌各种运动功能都正常。吞咽失用可能与认知功能有关。

通过完善以上各项检查，可对患者摄食-吞咽功能等级进行评定（表7-4），并把总体评定结果记录下来，检查者可获得第一手资料。

表7-4　摄食-吞咽功能等级评定

等级	表现	相关训练项目
Ⅰ. 重度	无法经口腔进食，完全辅助进食	吞咽困难或无法进行，不适合进行吞咽训练
		误吸严重，吞咽困难或无法进行，只适合进行基础性训练
		条件具备时误吸减少，可进行摄食训练
Ⅱ. 中度	经口腔和辅助混合进食	可以少量、乐趣性地进食
		一部分（1～2餐）营养摄取可经口腔进行
		三餐均可经口腔摄食营养
Ⅲ. 轻度	完全口腔进食，需辅以代偿和适应等方法	三餐均可经口腔摄取吞咽食品
		除特别难吞咽的食物外，三餐均可经口腔摄取
		可以吞咽普通食物，但需要临床观察和指导
Ⅳ. 正常	完全口腔进食，无须代偿和适应等方法	摄食-吞咽能力正常

二、吞咽障碍的辅助检查

目前吞咽障碍辅助检查有影像学检查与非影像学检查。影像学检查包括电视荧光放射吞咽功能检查（吞咽造影检查）、电视内镜吞咽功能检查、超声检查和放射性核素扫描检查。非影像学检查包括测压检查、肌电图检查和脉冲血氧定量法等。每一种检查程序都可以提供有关吞咽的部分信息，如口咽腔的解剖结构、吞咽生理功能或患者吞咽的食物性质等。因此，治疗师要熟悉每一项检查方法能提供的吞咽相关信息，并了解每种检查的优缺点。在临床应用上，医师和治疗师要根据患者病情需要做相对应的检查。

（一）电视荧光吞咽造影检查

电视荧光吞咽造影检查（VFSS）是目前公认的最全面、可靠、有价值的吞咽功能检查方法，被认为是吞咽障碍检查的“理想方法”和诊断的“金标准”。

此方法是在放射科医师和语言治疗师的共同指导下，在X线透视下观察患者吞咽由造影剂调制的不同黏稠度的食团的情况。这种检查方法不仅能对整个吞咽过程进行详细的评估和分析，发现吞咽障碍的结构性或功能性异常的病因及其部位、程度和代偿情况、有无误吸或误咽等，还可以指导患者在不同姿势下进食，以观察何种姿势更适合患者。当患者出现吞咽障碍，则给予辅助手段或指导患者使用合适的代偿性手段以帮助其完成吞咽动作。VFSS对研究吞咽障碍的机制和原因具有重要价值，是临床诊断所必需的，并可为选择有效治疗措施和观察治疗效果提供依据。

1. 准备工作

（1）检查设备：一般用带有录像功能的X线机，它可记录吞咽从口腔准备期到食物进入胃的动态变化情况。

（2）所需材料

1）造影剂：一般为20%或76%泛影葡胺溶液或钡剂与米粉混合，调制成不同黏滞度的造影食物备用。

2）其他物品：水、杯、匙羹、吸管、量杯、压舌板、吸痰器等。

2. 检查程序

（1）检查前：①清洁口腔、排痰、适当的口腔内按摩、颈部旋转运动、发声、空吞咽等吞咽准备运动；特殊情况外，最好把鼻饲管拔去进行检查。因为鼻饲管会影响食物运送速度，影响观察。②调制造影食物备用。③将患者置于X线机床上，摆放适当体位。标准的操作是患者在直立位上进行，不能站立的患者，需要固定带固定。

（2）检查时：①进食显影食物：每口的食物量一般由1ml起，逐渐加量，原则上先液体，后糊状和固体，从1匙开始，如无问题逐渐加量。②观察并录像：一般选择正位和侧位观察，其中左前或右前30°直立侧位，颈部较短者此位可更清晰地观察造影剂通过环咽肌时的开放情况。观察不同性状食物是否产生异常症状，发现障碍后，用哪种补偿方法有效。补偿方法包括调节体位、改变食物形态、清除残留物等。

3. 主要观察的信息

（1）正位像：主要观察会厌谷和单侧或双侧梨状窝是否有残留，以及辨别咽壁和声带功能是否不对称。

（2）侧位像：主要确定吞咽各期的器官结构与生理异常的变化。包括咀嚼食物、舌搅拌和运送食物的情况、食物通过口腔的时间、舌骨和甲状软骨上抬的幅度、腭咽和喉部关闭情况、时序性、协调性、肌肉收缩力、会厌放置、环咽肌开放情况、食物通过咽腔的时间和食管蠕动运送食团的情况等。还要观察是否存在食物滞留、残留、反流、溢出、渗漏、误吸等异常情况。

4. 常见吞咽障碍VFSS的异常表现

（1）滞留：吞咽前造影剂在会厌谷或梨状窝内积聚，数次吞咽后能及时排出。

（2）残留：吞咽后造影剂仍留在会厌谷或梨状窝，多次吞咽后不能及时排出。

（3）反流：造影剂从下咽腔向上反流入鼻咽腔和（或）口咽腔。

（4）溢出：在会厌谷或梨状窝的造影剂积聚超过其容积而溢出来。通常情况下会溢入喉前庭。

（5）渗漏：造影剂流向鼻咽腔、喉前庭、气管等处。

（6）误吸：造影剂进入气管、支气管及肺泡内。通常以声门为界，未通过声门仍在喉前庭者属于渗漏。

第4节　吞咽障碍的治疗

一、治疗计划的制订

1. 安全问题　是训练计划实施的最基本问题。当患者因误吸导致呼吸道感染危险增加或因吞咽固体食物导致呼吸道阻塞时，有关的评估和治疗将不再安全。

2. 个体化问题和目标的制订　每个患者吞咽障碍的侧重点不同，治疗方案也应该个体化。应在充分了解患者目前状况及影响因素的基础上制订长期或短期目标。

3. 临床适应证　任何疾病引起的吞咽障碍都要通过相应的评估方法了解患者是否存在吞咽障碍及其程度。

4. 预期的风险与益处　在制订治疗方案中，需要清楚各项治疗的风险与益处，并权衡利弊。如声门上吞咽训练对改善吞咽功能有良好的效果，但此法可能产生咽鼓管充气效应，可能导致心脏性猝死、心律失常，对有冠心病的脑卒中等神经损伤患者应禁做此训练。

5. 进食状况 制订治疗计划时，应考虑患者是否能够经口进食、食物的性状要求、进食的心理等因素。

6. 功能性结局 在决定是否开始某治疗方案时，需先确定患者可能达到的功能性结局。

二、对吞咽障碍患者及其家属的健康教育及指导

当患者有吞咽障碍时，应对患者本人及其家属进行健康教育及指导，接受有关预防吞咽障碍并发症的教育，并指导家属如何协助医护人员帮助患者，对患者吞咽功能的恢复有所帮助。

1. 仔细熟悉患者的吞咽治疗项目和吞咽指导。
2. 和工作人员沟通。
3. 在患者进行吞咽治疗过程中给予患者支持和鼓励。
4. 为患者提供治疗师要求的性状的食物和液体。
5. 注意一般情况下患者进食时需要坐起，除非治疗师有特殊要求。
6. 鼓励患者小口进食。
7. 允许患者有足够的进食时间。
8. 在进食更多食物时要确定患者前一口食物已经完全吞咽。
9. 如果患者出现窒息，应立刻停止喂食。
10. 一般进餐后让患者坐位休息20～30min。

三、治疗方法

（一）吞咽器官运动训练

1. 呼吸训练 正常吞咽时，呼吸停止，而吞咽障碍患者在吞咽时有时会吸气，引起误吸。呼吸训练的目的是提高呼吸控制能力；学会随意地咳嗽，及时排出误吸气道的食物；强化声门闭锁。

（1）缩唇呼吸：用鼻吸气，缩拢唇呼气（或缩拢唇发[u]音），呼气控制越长越好。此方法可调节呼吸节奏，延长呼气时间，使呼气平稳，提高支气管内压，避免塌陷。

（2）腹式呼吸：患者屈膝卧位，治疗师将手放在患者的上腹部，让患者用鼻吸气，以口呼气，并在呼气结束时在上腹部稍加压力，让患者以此状态吸气。单独练习时，可在患者上腹部放1kg的沙袋，体会吸气时腹部膨胀、呼气时腹部凹陷的感觉。熟练掌握卧位腹式呼吸后，可转为坐位练习，最后将腹式呼气转换为咳嗽动作。强化咳嗽力量练习，有利于去除残留在咽部的食物。

（3）强化声门闭锁：患者坐在椅子上，双手支撑椅面做推压运动和屏气，此时固定胸廓，紧闭声门。然后嘱突然松手，打开声门，呼气发声。此运动不仅可以训练声门的闭锁功能、强化软腭的肌力，而且有助于去除残留在咽部的食物。

2. 口颜面肌群的运动训练

（1）下颌的运动训练

1）下颌开合：把口张开至最大，维持5s，然后放松，重复做5次。

2）下颌向左/右移动：把下颌移至左/右侧，维持5s，然后放松；或做夸张的咀嚼动作，重复做5次。

3）张开口说“呀”，动作尽量夸张，然后迅速合上。重复做10次。

4）下颌肌痉挛的训练方法：使用牵张方法，小心将软硬适中的物体插入患者切齿间令其咬住，渐渐牵张下颌关节使其张口，持续数分钟至数十分钟。轻柔地按摩咬肌，可降低肌紧张。

（2）唇的运动训练 目的是加强唇的运动控制、协调和力量，从而提高吞咽能力。

1）闭唇：闭紧双唇，维持5s，放松，重复做5次；或发[y]、[u]音，维持5s，放松，重复5次。

2）发[y]音，随即发[u]音，然后放松，快速重复5～10次。

3）重复发[ba]或[ma]音，重复10次。

4）抗阻练习：双唇含着压舌板，或压舌板放嘴唇左/右面，用力闭紧，拉出对抗嘴唇咬合力，维持5s，放松，重复做5次。

5）吹气练习：吹气/吹肥皂泡/吹哨子/吹蜡烛等。

6）唇肌张力低下时的训练方法：用手指围绕嘴唇轻轻叩击；用冰块迅速敲击唇部3次；用压舌板刺激上唇中央；令患者在抗阻力下紧闭嘴唇。

（3）舌的运动训练

1）伸/缩舌：把舌尽量伸出口外，维持5s，然后缩回，放松，重复做5次。把舌尽量贴近硬腭向后缩向口腔内，维持5s，然后放松，重复做5次。再进一步用压舌板做抗阻练习。

2）向左/向右伸舌：舌尖伸向左唇角，维持5s，放松，再转向右唇角，维持5s，放松，重复5次。再进一步用压舌板做抗阻练习。

3）舌面/舌根抬高：重复发[da]、[ga]或[la]音，各5次。

4）环绕动作：用舌尖舔唇一周，重复做5次；用舌尖舔两腮内侧及两侧牙龈，重复做5次。

5）抗阻训练：①伸舌抗阻训练：伸出舌，用压舌板压向舌尖，与舌尖抗力，维持5s，重复5～10次。②两侧抗阻训练：把舌尖伸向左/右唇角，与压舌板抗力，维持5s，然后放松，重复5～10次。

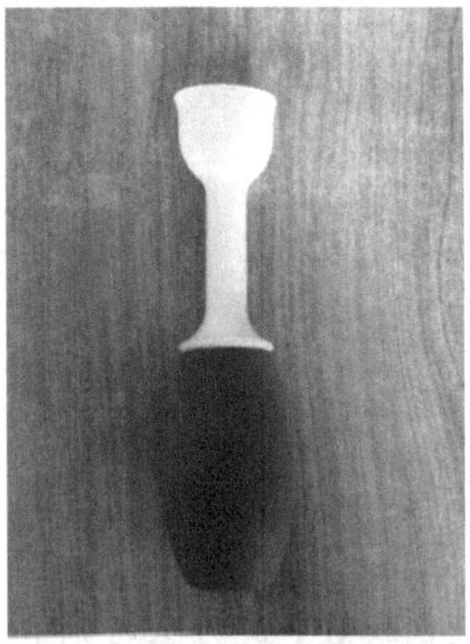

图7-2　吸舌器

6）患者若不能主动完成上述动作，在训练刚开始时可使用吸舌器（图7-2），辅助完成。

3. 腭咽闭合的训练

（1）让患者口含着一根吸管（另一端封闭）做吸吮动作，感觉腭弓有上提运动为佳。

（2）两手在胸前交叉用力推压，同时发[ka]或[a]音。或按住墙壁或桌子同时发声，感觉腭弓有上提运动。

（3）寒冷刺激：用冰棉棒刺激腭咽弓，同时发[a]音，每次20～30min，然后做一次空吞咽，这样可使咽期吞咽快速启动，如引出呕吐反射，则应停止。此训练可起到以下作用：提高对食物知觉的敏感度；减少口腔过多的唾液分泌；通过刺激，给予大脑皮质和脑干一个警戒性的感知刺激，提高对进食吞咽的注意力。

（二）感觉促进综合训练

患者开始吞咽之前给予各种感觉刺激，使其能够触发吞咽，称感觉促进综合训练。对于吞咽失用、口腔期吞咽延迟起始、食物感觉失认、口腔感觉降低或咽部期吞咽延迟启动的患者，通常采用在进食吞咽前增加口腔感觉训练，其方法包括以下几种。

（1）压觉刺激：进食时用汤匙将食物送入口中，放在舌后部，同时增加汤匙下压舌部的力量。

（2）味觉刺激：给患者强烈酸甜苦辣或有较强烈味道的食物，给舌以味觉刺激。

（3）冰刺激：吞咽反射延迟或消失是吞咽障碍患者常见的症状，冰刺激可有效地提高软腭和咽部的敏感度，使吞咽反射容易发生。具体方法：用冰棉签（用水浸湿棉签后，放在冰箱冷冻室备用）轻触患者软腭、腭弓、咽后壁及舌后部，慢慢移动棉签，左右交替；并让患者做一次空吞咽动作，促进吞咽反射启动；训练时棉签应扩大范围（上下、前后），长时间地接触需刺激的部位。每次治疗20～30min。

（4）鼓励患者自己动手进食，可使患者得到更多的感觉刺激。对于吞咽失用、食物感觉失认的患者，鼓励多自己动手进食。

（三）摄食直接训练

1. 体位及姿势

（1）体位的选择：良好的进食体位有利于食团向舌根运送，减少向鼻腔逆流及误吸的危险。基本原则：最好定时、定量，能坐着不要躺着，能在餐桌上不在床边；不能坐位的患者，至少取躯干30°仰卧位，头部前屈，喂食者位于健侧。

（2）姿势的选择：改变进食的姿势可改善或消除吞咽误吸症状。

1）头颈部旋转：适用于单侧咽部麻痹患者。方法：头颈部向患侧旋转，此法能关闭该侧梨状窝，使食物移向健侧，也是关闭气道最有效的方法。

2）侧方吞咽：适用于一侧舌肌和咽肌麻痹患者。方法：头部向健侧侧倾吞咽，此法使食团由于重力的作用移向健侧，同时患侧梨状窝变窄能挤出残留物，对侧梨状窝变浅，咽部产生高效的蠕动式运动。

3）低头吞咽：适用于咽期吞咽启动迟缓患者。方法：颈部尽量前屈姿势吞咽。此法可使会厌、咽后壁后移，收窄气管入口，使食团后移避免入喉，有利于保护气道。

4）从仰头到点头吞咽：适用于舌根部后推运动不足患者。方法：颈部后屈时会厌谷变狭小，残留食物可被挤出；接着颈部前屈，形似点头同时做空吞咽动作，可改善舌运动能力不足以及会厌谷残留。

5）头部后仰：适用于食团口内运送慢者。方法：头部后仰并吞咽，训练时要指导患者将食物咀嚼成食团后立刻头部后仰并吞咽，此法可使食团因重力原因向后到达舌根。

6）空吞咽与交互吞咽：适用于咽收缩无力患者。方法：进食后空吞咽或饮少量的水（1～2ml），此法既能诱发吞咽反射，又能除去咽部残留物。

2. 食物的性状和黏稠度　根据吞咽障碍的程度及阶段，本着先易后难来选择，一般首选糊状食物，因为它能较满意地刺激触、压觉和唾液分泌，使吞咽变得容易。

3. 食团在口中的位置　最佳位置是健侧舌后部或健侧颊部。

4. 一口量及进食速度　根据患者情况选用适当的速度和一口量，一般先以少量（流质1～4ml）试之，然后酌情加量。吞咽时可结合声门上吞咽法，吞咽后紧接着咳嗽以清除残留在咽喉部的食物残留，减少误吸危险。

5. 进食时提醒　用语言、手势、身体姿势、文字示意等方法提醒患者吞咽，帮助患者减少误吸的危险。

（四）电刺激治疗

电刺激治疗作为吞咽障碍治疗的重要手段已广泛应用，目前临床上主要是应用神经肌肉低频电刺激治疗，如条件允许可应用肌电生物反馈技术治疗。

1. 低频电刺激　治疗频率小于1000Hz的电刺激称为低频电刺激。目前临床上最常用的是Vital Stim电刺激治疗仪，该治疗仪属于神经肌肉电刺激疗法，主要作用是强化肌力，帮助喉提升，增加咽肌收缩的力量和速度，增加感觉反馈和时序性。

2. 适应证　首选各种原因所致的神经性吞咽障碍患者，其次为头颈部肿瘤术后，面、颈部肌肉功能障碍者。

3. 治疗参数　Vital Stim治疗参数：双向方波，波宽700ms，输出强度0～15mA，频率30～80Hz可调，治疗师根据患者的感觉调节输出强度；根据患者功能障碍的部位有4种电极放置方式；每次治疗时间30～60min，每日1次，每周5次（图7-3）。

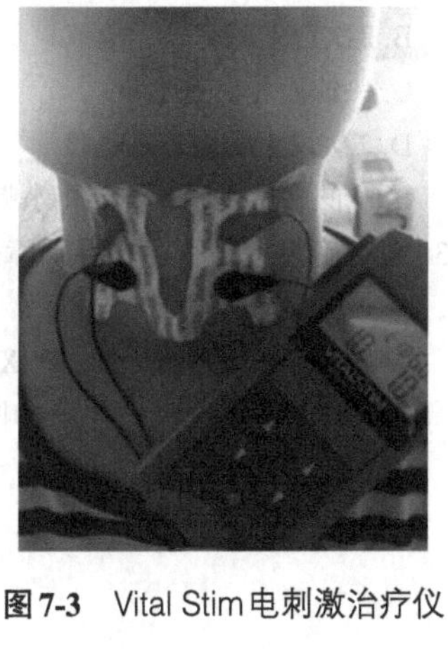
图7-3　Vital Stim电刺激治疗仪

（五）针灸治疗

中医理论认为脑卒中的病机为气血亏虚，心、肝、肾三脏阴阳失调，加之忧思恼怒，起居失宜，以致脏腑功能失常，气机逆乱，气血上逆，夹痰夹火，流窜经络，蒙蔽清窍。

1. 针刺取穴　天突、廉泉、丰隆。

操作：天突穴在胸骨上窝正中直刺，后转向下方，沿胸骨后缘气管前缘向下进针，捻转泻法，使针感沿任脉下行至上腹部；廉泉穴向舌根斜刺；丰隆穴施提插捻转强刺激，使针感上行至下腹部。

2. 耳穴贴压　神门、交感、皮质下、食管、贲门。

操作：每次贴压1耳，隔日1换，每日施行1次，10次为1个疗程。

（六）药物治疗

目前吞咽障碍的治疗无特效药。临床上采用抗胆碱酯酶药溴吡斯的明治疗脑干梗死导致咽期吞咽启动延迟及咽缩肌无力患者，有一定疗效。该药为胆碱酯酶抑制剂，使胆碱神经末梢释放的乙酰胆碱破坏减少，突触间隙中乙酰胆碱聚集，出现毒蕈碱样和烟碱样受体兴奋作用；对运动终板上的烟碱样胆碱受体有直接兴奋，并能促进运动神经末梢释放乙酰胆碱，从而提高胃肠道、支气管平滑肌和全身骨骼肌的肌张力，一般用量60mg tid。

（七）辅助器具进行口腔内纠正

因口腔器官（舌、下颌）器质性病变行手术治疗后，口腔器官有缺损或双侧舌下神经麻痹的神经性疾病患者，软腭上抬无力，可影响其进食吞咽功能，可应用口腔辅助器具（如腭托等）代偿性方法改善吞咽功能。这些辅助器具需要与口腔科合作制作。口腔内纠正的主要方法如下。

（1）腭提升术：将软腭提升至较高位置，适用于咽肌麻痹者，可以改善腭咽反流及构音清晰度。软腭切除的患者可用软腭填充，以补充切除的软腭。

（2）腭形成术：可补充硬腭的缺陷，使之能与舌配合，可有效控制和推动食团至咽部。

（八）手术治疗

手术治疗适用于保守治疗无效的患者。在临床工作中，较广泛应用于环咽肌功能障碍的患者。对于环咽肌不能松弛的患者，采用环咽肌切断术；对于喉上抬不良的患者，可施行甲状软骨上抬术、下颌骨固定术或舌骨固定术；对于软腭麻痹导致鼻咽闭锁不能，吞咽时食物逆流上鼻腔的患者，可施行咽瓣形成术，以加大吞咽的压力。

自 测 题

A1型题

1. 缩唇呼吸训练的目的是（　　）
   A. 提高支气管内压，避免塌陷
   B. 降低胸腔压力
   C. 提高膈肌肌力
   D. 改善肺循环
   E. 增加肺活量

2. 若给吞咽障碍患者进行洼田饮水试验检查时，以下哪种情况为可疑吞咽障碍（　　）
   A. 一饮而尽，无呛咳；在5s之内喝完
   B. 2次以上喝完，无呛咳
   C. 一饮而尽，有呛咳
   D. 2次以上喝完，有呛咳
   E. 呛咳多次发生，不能将水喝完

3. 为明确患者是否存在吞咽障碍，应首先采用的检查是（　　）
   A. 洼田饮水试验　B. X线造影
   C. 肌电图检查　D. 咽下内压检查
   E. 声门电图检查

4. 吞咽障碍的评定不包括（　　）
   A. 面部表情肌运动　B. 咀嚼肌、舌肌运动
   C. 斜方肌情况　D. 腭咽闭合能力
   E. 环咽肌开放情况

5. 在摄食直接训练中，不能坐位的患者至少取躯干何种角度的仰卧位（　　）
   A. 20°　B. 30°
   C. 40°　D. 50°
   E. 60°

6. 侧方吞咽适用于什么情况的患者（　　）
   A. 食团口内运送慢者
   B. 舌根部后推运动不足患者
   C. 咽期吞咽启动迟缓患者
   D. 侧舌肌和咽肌麻痹患者
   E. 咽收缩无力患者

7. 下列不是针对软腭抬高的训练是（　　）
   A. 用力叹气　B. 用压舌板辅助软腭抬高
   C. 用软毛刷刺激软腭　D. 舌运动训练
   E. 用冰块刺激软腭

（方林梅）

第8章 嗓音障碍

第1节 嗓音障碍的概述

一、嗓音障碍的定义

嗓音障碍是指由于声带振动发生改变或声带功能失调导致的一种言语障碍。临床表现为声音嘶哑、发声费力、声调低粗、失声等。

二、嗓音障碍的症状

嗓音障碍患者可能存在的症状有咽喉部麻木感、干痒、刺痛感、异物感、堵塞感、发音或吞咽疼痛、清嗓、咳嗽、呼吸浅短、呼吸困难、吞咽困难、颈部僵硬、颈肩疼痛等。

三、嗓音障碍的病因

大部分嗓音障碍的发生存在一种或多种发病因素。寻找可能导致嗓音障碍的病因在嗓音训练中至关重要。常见嗓音障碍的发病因素有以下六大类。

（一）发音行为

创伤性发音行为包括喊叫、大声说话、尖叫、噪声性发音、咳嗽、清嗓等行为；不良发音习惯包括呼吸、发音、共鸣、音调、响度及语速等方面的不良行为。

（二）医源性因素

医源性因素包括直接或间接手术损伤、插管损伤、药物损伤及各种原因导致的灼伤等；除手术、药物外，吸烟、饮酒、药物滥用也是不容忽视的病因。

（三）先天性疾病因素

先天性疾病因素包括先天性耳聋、先天性腭裂、脑瘫等，经过后天的康复训练，依然存在嗓音及言语的异常。

（四）外伤因素

外伤因素包括头颈部或喉部外伤、喉部的热/化学损伤等。

（五）继发性因素

心血管疾病、呼吸系统疾病、消化系统疾病、免疫系统疾病、感染性疾病等许多慢性疾病会对患者的嗓音造成影响，如慢性鼻窦炎等慢性上呼吸道炎症极易导致患者出现声音嘶哑等症状；反流性食管炎也易出现嗓音障碍。

（六）生理因素

年龄、激素水平等生理因素对嗓音的影响不容忽视。女性在月经期间，由于激素水平的改变，声带血管扩张、声带黏膜水肿导致发音效率降低、音域变窄、发音疲劳、轻微声音嘶哑，称为经前喉病。人进入老年期，喉关节弹性、韧性下降，进而影响其活动和音调的调控，喉内肌也逐步萎缩，形成“老年喉”，其特点为声音嘶哑、音调低沉、气息很弱，同时多伴有吞咽呛咳。

（七）心理因素

嗓音对情绪的变化十分敏感，嗓音特点可以反映一个人的心理状态。尤其是肌紧张性嗓音障碍患者除了有喉内肌、喉外肌的异常紧张及功能增强，经常伴随其他身体部位的紧张，这可能是心理障碍的躯体反应。

四、嗓音障碍的分类

传统观念中，嗓音障碍可分为功能性嗓音障碍和器质性嗓音障碍两大类，两者相互影响。例如，声带小结就是由于功能增强导致声带器质性改变的嗓音障碍。目前对功能性嗓音障碍的界定一直存在变化。

1989年Greene和 Mathieson将功能性和器质性嗓音障碍的分类方式改为行为性（behavioral）和器质性（organic）嗓音障碍两大类（表8-1）。

表8-1　基于行为性/器质性嗓音障碍的分类方式

行为性嗓音障碍	器质性嗓音障碍
功能增强性嗓音障碍	结构性嗓音障碍
肌紧张性发音障碍（不伴声带黏膜改变）	先天性疾病
肌紧张性发音障碍（伴声带黏膜改变）	喉蹼
声带小结	腭裂
声带水肿	鼻孔闭锁
声带肉芽肿	先天性喉狭窄
声带息肉	声带沟
声带充血	获得性疾病
接触性溃疡	外伤
慢性喉炎	喉狭窄
心因性嗓音障碍	老年性嗓音
焦虑状态	神经性嗓音障碍
转换障碍	喉返神经麻痹
青春期假声	假性延髓麻痹/延髓麻痹
变性人嗓音障碍	小脑共济失调
	痉挛性发音障碍
	脑卒中后遗症
	重症肌无力
	内分泌源性嗓音障碍
	甲状腺功能亢进
	黏液性水肿
	男性性突变缺陷
	激素治疗导致的女性男性化
	喉部嗓音障碍
	良/恶性肿瘤
	影响喉部的疾病
	喉乳头状瘤
	喉囊肿
	炎症性嗓音障碍
	急/慢性喉炎
	自身免疫性疾病
	反流性疾病
	环杓关节炎
	过敏性疾病
	梅毒
	真菌感染
	喉结核

第2节 嗓音障碍的评估

一、嗓音障碍的筛查

嗓音障碍的筛查临床上最常用的是GRBAS分级法，该法为嗓音质量的主观听感知评估，由日本音声语言医学会提出。该法能间接反映发音时声带的基本特征——声带振动程度、声门闭合程度及声带肌的张力。使用方法：对受试者均以同样的内容和方式进行病史询问，令其以最自然的声调和音量回答，在环境噪声≤45dB的检查室，由4～5名从事嗓音医疗专业人员分别评分后，最终进行平均分级。5个参数的评分各分为4个等级：0级为正常，1级为轻度异常，2级为中度异常，3级为重度异常（表8-2）。

表8-2 GRBAS分级

请将符合情况的数字上划√ 评估等级：0级=正常 1级=轻度异常 2级=中度异常 3级=重度异常				
G—总嘶哑度 对异常嗓音的整体主观感知分级	□0级	□1级	□2级	□3级
R—粗糙度 发音不规则程度	□0级	□1级	□2级	□3级
B—气息度 气息声程度	□0级	□1级	□2级	□3级
A—无力度 发音弱或无力程度	□0级	□1级	□2级	□3级
S—紧张度 发音过度紧张或亢进程度	□0级	□1级	□2级	□3级

二、嗓音障碍的主观评估

随着医学模式由生物-医学模式向社会-心理-环境-生物医学模式的转变，嗓音工作者更加关注嗓音障碍患者的自我评估。近些年提出的嗓音障碍患者自身生活质量相关评估主要有嗓音障碍指数（VHI）、嗓音症状尺度（VoiSS）等。

VHI-10量表（表8-3）、VHI-13量表（表8-4）能够很好地鉴别嗓音是否异常，并在一定程度上反映嗓音障碍的严重程度，不但保留了VHI-30量表良好的区分效度，且在观察嗓音障碍方面更加敏感、有效。此外，这两个量表也更加符合目前中国人群对生活质量、发音质量的要求。

表8-3 VHI-10量表

姓名： 病历号： 日期： 得分：

为评估发声问题对您生活的影响程度，请在认为符合自己情况的数字上划√ 0=无 1=很少 2=有时 3=经常 4=总是					
功能方面					
F1由于我的嗓音问题别人难以听见我说话的声音	□0	□1	□2	□3	□4
F2在嘈杂环境中别人听明白我说的话	□0	□1	□2	□3	□4
F8限制了我的个人及社交生活	□0	□1	□2	□3	□4
F9我感到在交谈中话跟不上	□0	□1	□2	□3	□4
F10我的收入受到影响	□0	□1	□2	□3	□4
生理方面					
P3人们会问我："你的声音出了什么问题？"	□0	□1	□2	□3	□4
P5我感到好像需要努力才能发出声音	□0	□1	□2	□3	□4
P6我声音的清晰度变化无常	□0	□1	□2	□3	□4
情感方面					
E4我感到苦恼	□0	□1	□2	□3	□4
E6我觉得自己身体有缺陷	□0	□1	□2	□3	□4

表8-4 VHI-13量表

姓名： 病历号： 日期： 得分：

为评估发声问题对您生活的影响程度，请在认为符合自己情况的数字上划√

0=无 1=很少 2=有时 3=经常 4=总是

功能方面					
F1由于我的嗓音问题别人难以听见我说话的声音	□0	□1	□2	□3	□4
F2在嘈杂环境中别人听明白我说的话	□0	□1	□2	□3	□4
F8限制了我的个人及社交生活	□0	□1	□2	□3	□4
F9我感到在交谈中话跟不上	□0	□1	□2	□3	□4
F10我的收入受到影响	□0	□1	□2	□3	□4
生理方面					
P3人们会问我：“你的声音出了什么问题？”	□0	□1	□2	□3	□4
P5我感到好像需要努力才能发出声音	□0	□1	□2	□3	□4
P6我声音的清晰度变化无常	□0	□1	□2	□3	□4
P7我会尝试改变我的声音以便听起来有所不同	□0	□1	□2	□3	□4
P9我的声音晚上会更差	□0	□1	□2	□3	□4
情感方面					
E4我感到苦恼	□0	□1	□2	□3	□4
E5我变得不如以前外向	□0	□1	□2	□3	□4
E6我觉得自己身体有缺陷	□0	□1	□2	□3	□4

三、嗓音障碍的客观评估

（一）喉镜检查

1. 间接喉镜检查 是最常用、最简便的临床喉部检查方法。间接喉镜的镜面有大小不同的直径，儿童常用直径为10～12mm镜面，成人常用直径为18～22mm镜面。间接喉镜可以对舌根、下咽、喉腔等部位进行全面检查，相对于其他喉镜检查，具有侵入性低、简便等特点。

2. 纤维喉镜检查 纤维喉镜是利用透光玻璃纤维的可曲性、纤维光束亮度强、可向任何方向导光的特点，制成镜体细而软的喉镜。因它可以经鼻插入而可检查鼻腔、咽、喉咽和喉部，故又称之为纤维鼻咽喉镜。纤维喉镜操作简单，痛苦相对较小，可对鼻、鼻咽、喉的腔体结构和发音功能进行双重评估，对于所有清醒的患者均可进行检查。但是由于物镜镜面较小，镜管较长，产生鱼眼效应，图像容易失真变形，颜色保真程度低。

3. 动态喉镜检查

（1）动态喉镜的观察项目

1）基频：动态喉镜仪器上均能显示基频的数值。在正常情况下基频与年龄、性别有关，年龄小基频高，女性比男性基频高。在病理情况下，音哑或失音时基频下降。

2）对称性：正常声带振动时，两侧声带振动应完全一致，呈镜像现象。当发音时，声带由外展位向中线移位至发音位，此过程中双侧声带运动也应对称。非对称性振动即为病理现象。

3）周期性：是指连续声带振动周期的规律性。正常发音时声带呈现周期性振动，当声带表层有病变，如水肿、癌变、角化、白斑时，声带组织结构的力学改变使声门的空气动力学和声带机械振动之间的平衡被破坏。声带的非周期性振动是产生噪声的因素之一。

4）黏膜波：在动态喉镜下，可以看到声带向侧方位移动，同时声带黏膜表面形成纵向皱褶，称为声带黏膜波。黏膜波的大小、形态与振幅的大小、形状有关，这是动态喉镜检查的主要内容。

黏膜波可有4种表现。①黏膜波消失。②黏膜波减弱：黏膜波动仅在声带边缘出现，并根据其程度分为轻、中、重三级。③黏膜波正常。④黏膜波增强：从声门边缘的接触点到声带的最外侧都出现可传播的波动。

5）声带振幅及其变化：正常状态下声带振幅与声带的长短、质量有关。声带振动部位越短、声带组织越僵硬、声带质量越大、声门下压力越小及声门关闭过紧时，声带振幅越小。在此状态基频一定的条件下，振幅增大说明声音强度增加。在病理情况下，振幅增大说明声带肌张力低下，声音的音质软、音强低；在声带麻痹的患者中，根据麻痹的时间，振幅进一步增大；发音功能过强的患者发音紧，振幅低。

6）声门闭合情况：正常情况下，在最大闭合相时，声门完全关闭。声门不完全闭合就会引起音质的变化，出现漏气或气息音等。声门闭合状态主要包括以下几种（图8-1）。①完全闭合：正常状态下，在最大闭合相时，声带膜部全长接触。②后部裂隙：在最大闭合相时，声带后部三角形裂隙向前延伸至声带膜部近1/3长度，常见于肌紧张性发音障碍、声带麻痹或声带不全麻痹等。③前部裂隙：在最大闭合相时，声带膜部的前部有小裂隙，常见于老年声带等。④沙漏状裂隙：在最大闭合相时，声带膜部的中部接触，其前部和后部均有裂隙，常见于声带小结、声带息肉等。⑤不规则闭合：在最大闭合相时，呈现不规则裂隙，常见于声带肿物、声带瘢痕。⑥不完全闭合：在最大闭合相时，两侧声带始终不能接触。裂隙通常很大，贯穿整个声门，常见于声带麻痹、喉部外伤、喉或声带切除术后局部损伤。⑦菱形裂隙：在最大闭合相时，声带呈弓形，只有声带膜部前后端接触，常见于声带沟、声带麻痹、老年声带等。

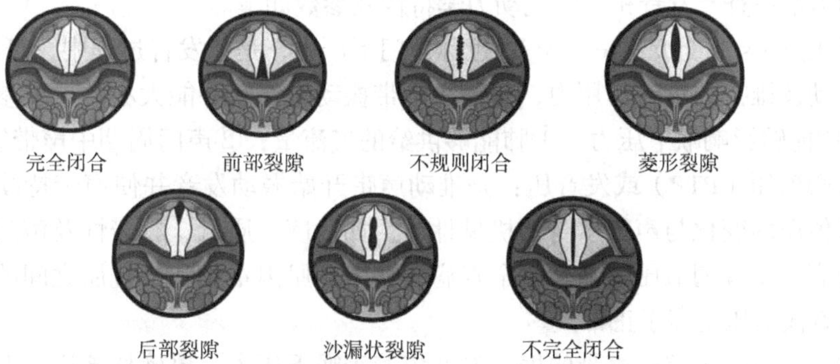

图8-1 声门闭合状态

（2）动态喉镜对声带病理情况的观察

1）环甲肌功能过高：如青春期假声，表现为音调高，发音紧张而音质变薄，有黏膜波但振幅较小，周期性正常，声门关闭不好。

2）环杓侧肌功能过高：无假声，音调低，对称性正常，振幅正常，有黏膜波，声门后部关闭不好。

3）甲杓肌功能低下：音调低，音哑，气息音，声门出现菱形裂隙，振幅大，有黏膜波。

4）声带肥厚：音哑，音调低，一侧肥厚时可不对称，周期性差，严重时黏膜波可消失，闭合差。

5）声带结节、息肉：音调低，音质粗，声音不圆滑。游离缘结节者一般发[i]音困难，声带整体病变时发[a]音困难，不对称，周期性差，振幅小或正常，黏膜波可存在，一般在结节或息肉前后，声门闭合不良。

6）声带麻痹或息肉样变：音调低，声音嘶哑或失音。一侧声带麻痹时，声带振动不对称。如患侧声带松弛，振幅大，声门有裂缝，患侧黏膜波呈夸张性波浪式运动。声带息肉样变时，也因黏膜表层松弛，而振幅大，周期性差。

7）声带角化、白斑、原位癌、淀粉样变等情况：病变局部黏膜波消失，振幅变小，有时黏膜波从病变部位绕道而进，这反映了局部病变可导致上表层变硬、粘连、失去流动性，周期性差，声门关闭尚可或不规则裂隙。

8）心因性失音：黏膜波消失，振幅消失，当模仿正确声音发出后，黏膜波立即恢复。

9）室带肥厚压迫声带：可见到部分声带黏膜波消失或振幅很小。

（二）嗓音声学分析

应用嗓音分析软件进行嗓音声学分析，可获得基频、声压级、响度、基频微扰、振幅微扰等参数，可以对声音进行客观地评价。下面简单介绍上面提及的各参数。

1. 常用嗓音频率及强度

（1）基频（fundamental frequency，F0）：由声带振动产生的声音是形成声音的基本声源，声带每开启和闭合一次的时间为音调周期，其倒数称为基音频率，简称基频。单位是赫兹（Hz），也常用千赫（kHz）、兆赫（MHz）或吉赫（GHz）。

（2）声压级（sound pressure level，SPL）：声压是指声音在媒质中引起的附加压强，用符号P表示，单位为帕（Pa）或微巴（ubar）。在其他条件相同的情况下，声压越大的声音，听起来也越响。声压级是声压的定量等级，是声压与基准声压之比的以10为底的对数乘以20，为该声压的声压级，单位为dB（分贝）。

（3）响度：是听者对声音强度/声压级的反应，是声音的主观心理量，而声音强度是声音的客观物理量。音量泛指声音的强弱程度。因此，声学分析时常出现SPL、声音强度、音量、响度混用的情况。

（4）基频微扰及振幅微扰：基频微扰及振幅微扰显示声学信号中振动周期间频率及强度的差异，两项指标均用于反映声学信号的规律性，需要采集持续元音的声学信号进行检测。

2. 空气动力学检查　发音相关空气动力学特性及参数如下。

（1）喉下压力（subglottal pressure）：也称声门下压力，是指发音过程中，声带下方区域内的压力，是促使声带振动及维持的重要作用力，是衡量声带振动时气流势能大小的重要参数之一。在发音过程中，有2种机制能够影响喉下压力。①肺能够供给的气流量；②声门周期中声带靠拢的持续时间。

（2）发音阈值压（PTP）或发音压：是推动声带开始振动发音并使声带持续振动的最小声门下压力值。发音阈值压的变化与声带本身的机械性质，如劲度、质量、黏滞性及声门区形态的变化等因素有关。音调越高，发音阈值压越高。帕金森病能够影响肌肉本身和拮抗肌之间的协同关系，因此帕金森病患者的发音阈值压也高于正常人。

（3）声门上、下压力差：声带的振动发音依赖于喉下压力，更确切地说，发音更多依赖于声门区上、下压力差，即喉下压力减去声门上压力的值。在发音时，声门闭合形态与声带的黏滞性变化都会影响到声门区上、下压力差。一侧声带切除患者，在对侧声带尚未建立代偿机制时，声门的巨大裂隙使得声门上、下压力差几乎为零，声带不可能产生有效振动。对于双侧声带广泛形成瘢痕的患者，在发音过程中声门裂隙很难避免，声门上、下压力差会减小，为了维持一定的压力差（增加声门阻力）以保证声带振动发音，通常代偿出现声门上结构或喉外肌的紧张。

（4）最长发声时间（MPT）：是在深吸气后舒适发元音（[a]音、[i]音或[u]音）的最长持续时间，与肺活量、声门闭合程度明显相关，也与声带质量、张力及受试者的年龄、性别、职业等有关。MPT与喉及呼吸道阻力呈负相关。总体而言中青年人MPT较老年人长，男性MPT较女性长。正常情况下成年男性MPT为20～30s，成年女性为15～25s，儿童为10～15s。女性MPT＜15s及男性MPT＜20s时应考虑为病态。MPT缩短反映了发音系统的结构或功能异常。MPT＜正常值下限，表示有以下可能：①呼吸方式异常，如胸式呼吸；②呼吸功能减弱，不能为嗓音提供足够的动力支持；③呼气和吸气运动不协调；④嗓音功能异常，如声门闭合能力减弱、气息音；⑤起音方式异常，如硬起音或软起音。

第3节　嗓音障碍康复和治疗

一、嗓音障碍康复治疗的原则

（一）个体化原则

个体化治疗是指根据人的生物学差异和个性、心理等差异，以及疾病发生的病因、时间、程度、性质等制订的一种有计划、有目的、有组织的疾病治疗方案。

（二）整体化原则

人的生命活动是各器官、各系统有机联系的整体，在分析疾病的发生、发展和转归时，要进行全面、综合的分析，将患者考虑为一个整体，以多系统协同治疗为原则。

（三）群体化原则

群体性治疗是指具有相同嗓音障碍性质及程度的患者组成一个治疗小组，由有经验的嗓音治疗师对该组患者进行的治疗方式，一般3～4人为一组。

训练前，确保每位成员均进行详尽的嗓音评估。治疗内容包括嗓音保健、嗓音基础常识；呼吸训练、放松训练、发音训练、体位矫正训练等。一般每小时1次，8～10周为1个周期（具体时间和频次依据患者的治疗情况而定）。注意训练时间分配，要留出课间休息和互动的时间。

一定要让患者意识到定期、规律地参与矫治训练的重要性，告知患者嗓音矫治能单靠课堂训练，课后家庭的练习同样重要。鼓励患者建立自己的训练日记和目录。

（四）治疗与评估相结合的原则

有效的嗓音治疗很大程度上依赖于对嗓音障碍的正确评估，故嗓音评估是嗓音障碍治疗的第一步。嗓音评估和嗓音治疗是交替进行的，评估时发现的问题和结果，要及时反馈给患者。目前的嗓音评估主要包括主观评估和客观评估两方面，详见本章第2节。

二、嗓音障碍的治疗和康复训练方法

（一）嗓音障碍的治疗

目前嗓音障碍的治疗主要包括外科手术、药物、理疗、嗓音矫治、心理治疗及嗓音卫生保健等。其中嗓音矫治、心理治疗及嗓音卫生保健主要是针对各种可能导致嗓音障碍的疾病，根据疾病的不同性质、病程长短等特点，通过嗓音评估、呼吸、发声、共鸣及调控系统的训练，以及心理干预等措施纠正嗓音症状，去除不良发声习惯，满足日常交流需要。

（二）嗓音障碍的康复训练

嗓音障碍康复训练的目的在于改善、恢复患者嗓音，是将特定的训练方法作为发音和改善发音方式的一种手段。其作用在于纠正错误的发音方法、增强发音功能、摆脱错误的条件反射控制，从而改善和提升嗓音。

1. 放松训练

（1）全身放松

1）卧位放松

训练方法：①卧位，后背贴地，双臂自然放在身体两侧，掌心向上。两脚自然放置。闭上双眼，放松全身。②两臂伸直上举，掌心向上，闭上双眼，放松全身。③双膝弯曲，脚平放，随呼吸将枕部向地板方向推，然后放松（图8-2）。

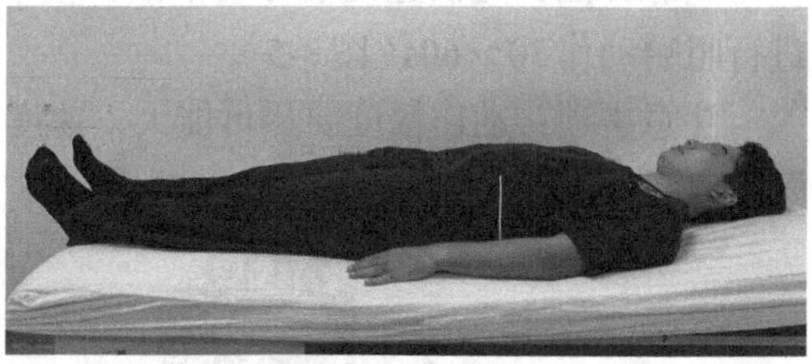

图8-2 卧位放松

2）坐位放松

躯干放松：坐位，上身直立，两脚并拢，十指交叉，两臂高举过头并尽量伸展，然后吸气。两腿分开，呼气，将右脚和躯干向右旋转90°，左脚向右略转过来，屈右膝，直到大腿与地板平行，小腿与地板垂直，左腿向后伸，膝部伸直，头向上仰起，两眼注视合十的双掌，尽量伸展脊柱。相反方向做同样的练习。

颈肩胸部放松：通过颈肩胸部的整体放松，缓解由于紧张导致的肌肉压迫。训练过程中保持腹式呼吸，同时注意观察肩部是否放松，双侧是否对称，胸部有无起伏。

训练方法：选择低靠背的椅子，确保肩和胸松弛下降，双手重叠放置，脚心在膝关节下方或稍靠

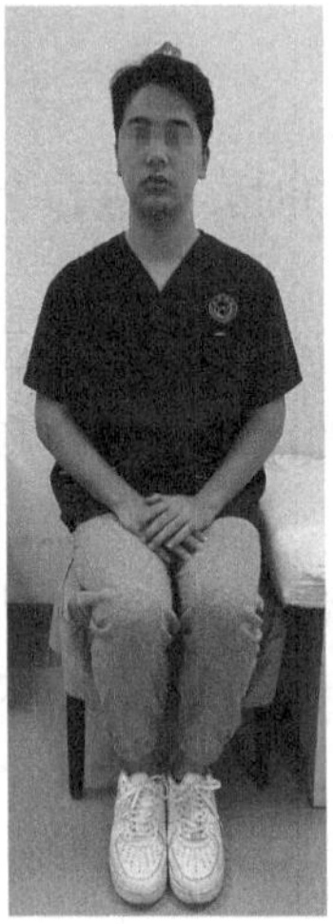
图 8-3 坐位放松

后一点，好像随时要站起的样子（图 8-3）。

3）立位放松

训练方法：靠墙站立，枕部、肩和背的下部完全接触墙壁，同时颈肩部放松。

注意事项：放松训练时，要配合平静而自然的腹式呼吸，每个姿势下可保持5～10s。

（2）局部放松

1）肩部放松

训练方法：取坐/立位，双肩向上提升，保持这个姿势腹式呼吸，然后快速放松，重复5～10次；随后使下颌尽量紧贴于胸部，肩部向下拉，保持这个姿势腹式呼吸，然后快速放松，重复5～10次；屈肘绕肩，两侧分别向前、向后5～10次，从小圈开始，逐渐扩大至双肘接触。

2）颈部放松

训练方法：取坐/立位，双眼注视前方，缓慢而轻柔地向两侧转头，在舒适的情况下转头的幅度尽量大，每侧重复5～10次；再向前低头，使背的上部向前弯曲，恢复到原有位置后，抬头仰望天花板，再恢复到原有位置，重复5～10次；然后将头向一侧肩部倾斜，保持颜面部向前，或将头轻微朝对侧肩头方向转动，用头的力量来伸展颈部肌肉，重复5～10次；最后头部做轻柔的环转运动，从小圈逐渐增大到尽可能大，顺时针、逆时针方向各5～10次（图 8-4）。

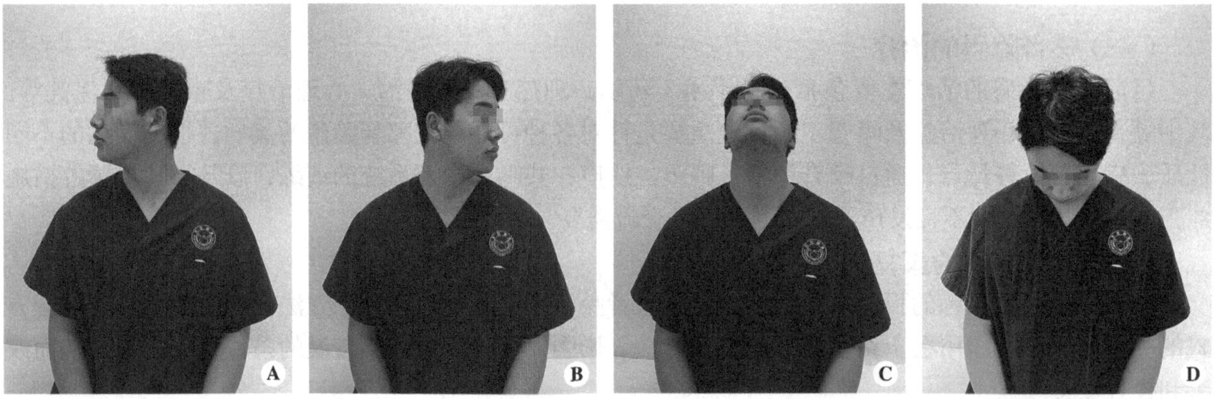

图 8-4 颈部放松

3）下颌放松

训练方法：先快速向前移动下颌，使下牙到达上牙前方，再快速左右摇摆下颌，并在两个方向上进行咀嚼动作30～60s（图 8-5）。

注意事项：动作幅度要尽可能大，速度尽量快。

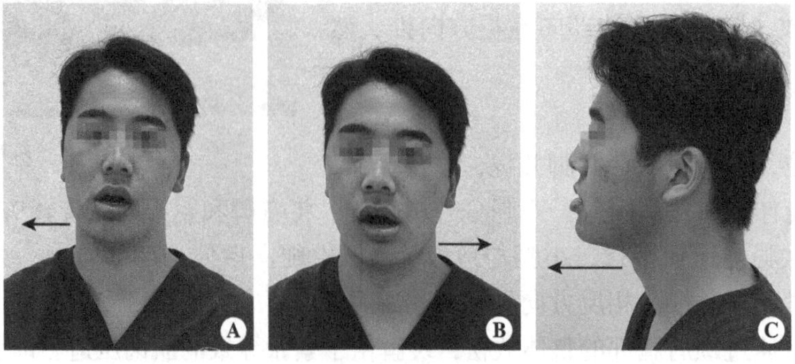

图 8-5 下颌放松

4）舌部放松

训练方法：将舌尖用力舔左后上牙20s，再按照右后下牙、左后下牙、右后上牙的顺序，将舌尖用力各舔20s；随后进行快速伸缩舌训练，将舌向外猛伸，再快速缩回口腔内，重复5～10s；之后是卷舌尖训练，将舌向外伸出，舌尖向上卷起5～10次，注意卷舌至最大限度（图8-6）。

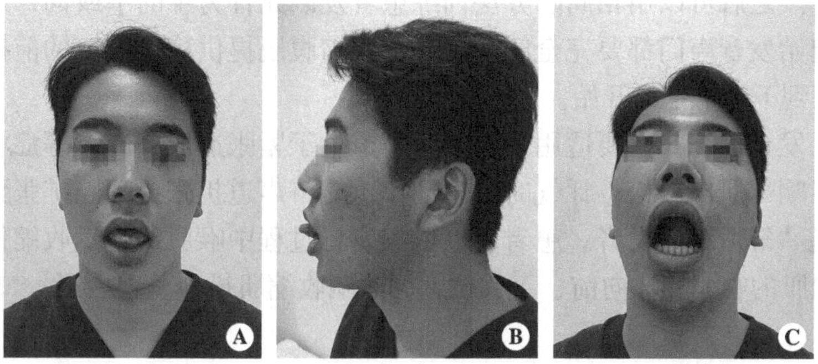

图8-6 舌部放松

5）口底放松

训练方法：用拇指在颏下的柔软部位用力向上压迫，同时发[a]、[i]音，待熟练后，逐渐练习发1、2、3、4等，还可以在舌骨水平上用力向后上按压，使舌骨上肌群放松（图8-7）。

注意事项：在放松喉部肌肉后发音，讲话、唱歌时尽量避免舌向下推挤拇指。

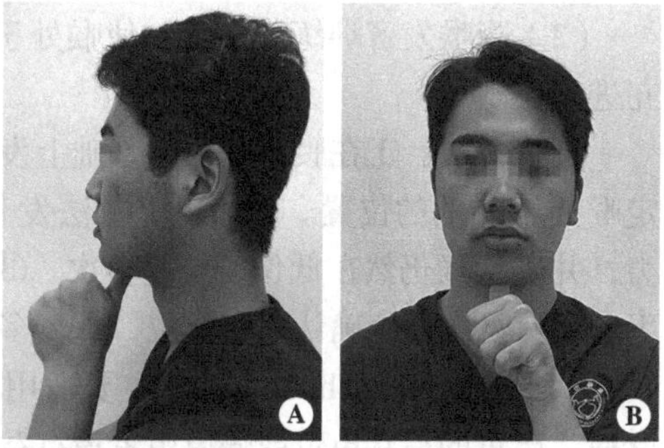

图8-7 口底放松

2. 呼吸训练

（1）呼吸训练目的：通过训练使患者在腹式呼吸的呼气相发出气息声及单音节音，使患者在读简单的词或短语时，能够调整呼吸与发音的关系，在交谈中通过控制腹部肌肉来控制音量和重读音节。

（2）呼吸训练方法

1）膈肌腹肌训练

吹蜡烛：双手置于下腹两侧，假装快速吹灭3支蜡烛，同时用双手感觉腹部肌肉向内猛烈地收缩。通过呼气时腹肌快速收缩为发音提供强烈的气流支持。

吹气球：双手置于下腹两侧，感受呼气时腹肌收缩的持续性和稳定性。

发摩擦音：持续发摩擦音，如[s]、[z]、[c]，同时做腹部收紧放松交替运动。随着腹部的运动，音调和音量出现波动。当收紧腹部时，音量变大、音调变高；放松腹部时，音调变小、音调变低。

闻花香：颈肩放松两手叉腰放在软肋，用口鼻同时做快速深吸气类似闻花香动作，感觉气体进入肺底，重复3～5次。该动作可以降低膈肌开肋，锻炼深层次的呼吸肌。

不张口打哈欠：利用小腹的紧张程度来控制气流，可以加强腰腹力量对呼吸的支持。体会吸气最后时刻腰腹的感觉。

2）中断呼吸训练：可以加强声带的闭合程度及对抗气道内气流的力度。主要针对声带张力下降、声门闭合不良、喉下压力降低的患者。训练方法：①轻微张口，吸半口气后关闭声门憋气，坚持2～3s后快速呼气，可以听到气流鼓动声带发出的叹息样声音；②放松背部和腹部，利用膈肌自然上抬和胸廓自然回收的力量，推动气流压迫关闭的声门，感觉声带与气流间的对抗。

3. 发音训练

（1）气息起音训练

1）摩擦起音训练：指导患者发轻柔无声的摩擦音[f]和有声的摩擦音[v]，两个音相互交替，如

[f]、[f]、[f]、[v]、[v]、[v]、[f]、[f]、[f]。一旦患者能够减少发音时的声门抵抗，就可以不发无声的摩擦音[f]，仅发有声的摩擦音[v]。

2）气息音练习：发轻柔的气息音[h]，逐渐过渡到有声的[ha]音。发音起始时感觉声门的轻柔靠拢及气流与发音的先后关系。一旦患者习惯了这种起音方式，可以要求患者在保持声门闭合良好的状态下适当延长此发音。之后可以用相同的方法训练患者发以元音为主的字或词，逐渐过渡到短语或句子。要求每个字的起始发音声门都要完全闭合，并在收缩腹肌提供稳定气流的前提下，将这种趋势从前一个字的结尾延续到下一个字的开始。

（2）打哈欠叹气发音训练：主要适用于发音时声道过于紧张造成高音调等症状。吸气时哈欠动作能将声道张得最大，咽部肌肉放松；呼气时叹息动作也能将声道扩张，咽腔扩张到最大。该方法能让患者体会到怎样才是“舒适”的发音。患者可以依赖发音过程中喉肌的自然收缩使喉位置下降、环甲间隙开放，颈前带状肌的收缩使喉向前、下移位，同时咽收缩肌松弛、舌后退、口咽开放、软腭上提、下颌骨向前移位。

训练方法：全身放松，先打一个真哈欠，哈欠的后半部伴随叹息音，之后发[h]打头的音，如[hao]、[he]、[ha]音等。训练过程中放松喉头，减轻喉内肌和喉外肌的紧张度，减少声带撞击，缓解口底、口周和颈部的肌紧张，降低声道共鸣腔的紧张度。

（3）降喉发音训练：发音时使喉处于低的位置避免舌的压迫，可以延长发音通道，降低声带功能亢进。

训练方法：①在腹式呼吸的基础上发[u]音状吸气，同时用手指检查喉是否降低。重复做5次，确定喉处于降低的位置。②用以上方法发[hou]、[hou]、[hou]，注意用平静舒适的音调发音，避免用力，并确认喉仍然在低位，重复多次。③用以上方法说“[hou]—后海河里好荷花”，说的时候音调上下起伏。再次检查确认喉在低位，重复多次。

（4）半吞咽发[boom]音：主要适用于响度低且发音伴有大量气泡音的患者。因此对于单侧声带麻痹、严重的弓状声带或假声患者最有益。

训练方法：①指导患者吞咽并立即大声说“boom”（[bu：m]），发音要恰好在吞咽进行时，而不是在吞咽后。另外，发音时尽量将音调降低。训练时，经常令患者把头转向一侧、降低下颌、放松肌肉发[bu：m]音，当患者音质最佳时，再进一步训练患者在吞咽时说[bu：m]。随后令患者将头转向另一侧进行训练。②在反复尝试后，可用较响、略带呼吸音成分的嗓音说[bu：m]，并将发音录下来，让患者比较[bu：m]发音与自己典型的嗓音。③逐渐增加[bu：m]后面短语的长度，之后逐渐停止发[bu：m]音、再停止发音时的吞咽动作，以后将头转向中线、下颌抬到正常位置进行发音。

（5）用力起音训练：可以促进声带麻痹、喉肌无力、声带张力减弱和环杓关节运动障碍的患者发音时声门的关闭。

训练方法：①以舒适的音调，努力发出下面每一个元音[e]、[i]、[ai]、[o]、[u]，起音要用力。②以清晰有力的起音说出以下单词：“艾米”“阿姨”“爱你”“欧姆”“握手”。③使用用力起音的方法，阅读含有大量以元音开始的句子。确保读每个字首时要用力一些，如“艾米爱上一个医生”“欧姆正在做卫生”“欧姆与艾拉握手”“无公害蔬菜很新鲜”“义务教育就是好”。④每日早晚练习说类似的句子一遍，共4周。随着时间的推移，如果能获得较好的声带关闭，练习的频率可以减少。⑤发[ei]音，利用五声音阶逐渐升调。

注意事项：该方法为硬起音训练，经常使用可能会继发声带损伤，因此练习要适度，避免功能亢进性发音。

（6）发声力量训练：适用于声带麻痹、声带萎缩等导致的声门闭合不全患者，实质为声带的等长牵拉练习。例如在举重、分娩时，就需要依靠声带的等长收缩将声门紧密闭合，将气体封闭在胸腔中。

训练方法：①可以将双掌在胸前用力对合，同时发[i]音；或者面对坚固的墙面站立，双手用力将身体推离墙面，同时发[i]音。在双掌对合或用力推墙发音的同时，体会声门的用力闭合。②双手叉腰，短促有力地发[hei]、[ha]，使两侧肌肉把手顶起来，越有力越好。

（7）[hou]音训练

训练目的：增加声带的振动，以加强声带麻痹或声带沟患者发音时声带的闭合程度。

训练方法：①让患者在训练初期进行“狗喘气”式训练，即深吸气后伸舌吐气，吐气速度由慢及快，以4次/秒为佳。②随后闭口使喉部放松下降，采用无声大笑的感觉展开下肋，使膈肌做有规律的颤动。③在经过以上预备练习后，可进行以下训练：深吸气，然后一口气发出2～3个压实的[hou]音，并不断重复。该训练通常要持续数日以保证训练效果。

注意事项：该方法为硬起音训练，不可过度使用，以免损伤声带或造成发音功能过强。

（8）推喉头发音

训练目的：协助环杓关节运动，促进声门闭合发音，避免形成不良发音习惯，对于功能性发音障碍患者具有一定的心理暗示作用。

训练方法：嘱患者将一手指和其余四指相对置于喉头两侧，轻轻揉动，然后四指逐渐用力将喉头拉向拇指侧，将拇指尖部伸进甲状软骨后端，诱导患者发[a]、[i]音，根据发音情况调整拇指的位置和力度，待完全发出满意的声音后，逐渐放松按压。同时嘱患者发元音或数1～10等。该法也可以由治疗师辅助进行。

训练时，让患者体会声门的关闭，但要注意避免过度推喉导致喉部损伤或发音功能过强。

（9）气泡音训练：在发气泡音时，声带短且增厚，并在声门闭合期内较长时间保持这样的形态，气体以微小的气团形式经声门释放，会发出类似“嘎吱”或“噼啪”声。为了能够发出这样的声音，一定要求患者发出他们能达到的最低音。

（10）唇颤音训练：让患者放松自己的唇部，以气流带动唇部颤动发音，同时发出上升音阶和下降音阶。有些患者由于唇部习惯性紧张，难以发出这样的声音，可以让患者用双手的食指置于双侧颊部并向前推挤使唇松弛协助发音（图8-8）。

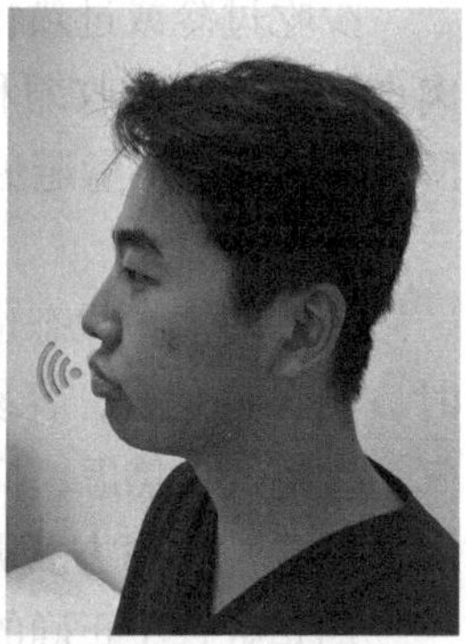

图8-8 唇颤音

4. 共鸣训练

（1）咀嚼法：有助于使患者将注意力从喉部移开，很好地使舌与下颌放松。

训练方法：先闭口再张口做咀嚼动作，同时发连续[en]音，感觉鼻部及嘴唇周围的振动，重复几次。在此基础上轻微发[m]音，如[ma: ma: ma]、[mi: mi: mi]、[mo: mo: mo]，然后不再咀嚼，仍保持共鸣及喉的开放发音。以咀嚼哼音的方式引导发音，进行单词、短语、句子、段落的阅读，最后是交流。逐渐减弱咀嚼，维持哼音时共鸣的感觉。

（2）按压喉头发音：目的是通过按压喉头，帮助患者降低音调，增加胸腔共鸣。可用于功能增强型嗓音疾病、声带手术前后、青春期假声等。

训练方法：可以让患者用手指在甲状软骨上轻轻向下按压，同时用较低而轻柔的声音发[ha]、[a]音。注意按压喉头手法要轻柔，喉头降低，将手置于胸部，体会胸腔的振动。

（3）增强鼻腔共鸣：可以通过降低软腭调整气流方向，锻炼及加强鼻腔共鸣。

训练方法：让患者在腹式呼吸基础上降低软腭发[m]、[n]、[ng]；字的练习，如[man]、[men]、[meng]；词的练习，如“南宁”“泥泞”“迷茫”等。

（4）打开咽腔训练

1）在平稳呼气后，突然像大吃一惊样吸气。这一动作可以拉伸咽部肌肉，打开咽腔，促进咽腔共鸣，在训练过程中要注意感受气体对咽后壁冲击及软腭的上抬作用。

2）伸两指，躲避反射，引出抬软腭。

第4节　嗓音障碍卫生保健

嗓音误用和嗓音滥用是导致嗓音障碍相关疾病的最主要原因。嗓音误用是指发音方法不正确。正确的发音是发声系统中的各部分处于最佳工作状态，流畅、协调地工作，耗能最小。嗓音误用行为主要表现在嗓音发紧或过度用力发音、音调异常、说话过度等。嗓音滥用是指发声强度、时间等过度。讲话时声音过响、过高、时间过长等均易使声带受到损伤。在已经疲劳的情况下仍然继续用声，喉内外肌及呼吸肌的活动量达到极限，这时喉的发音已经成挤压式发音，使声带在发音时产生激烈的撞击，引起机械性损伤。常见表现有音量过大或时间过长；喉出现炎症期间过度用嗓、过度咳嗽或清嗓；尖声叫喊等。

（一）生活方式

积极锻炼身体，增强身体素质，为发声提供基础生理条件。强有力的发声功能建立在健康的身体基础之上，急性上呼吸道感染、咽炎、喉炎等呼吸道疾病都会直接影响到声音的响亮通透。

养成良好的生活习惯：尽量避免清嗓，频繁做清嗓动作时声带猛烈撞击，对声带非常不利；过度劳累、抽烟饮酒、嗜食辛辣或冷饮过度等不良生活习惯都会刺激声道黏膜，使之充血，日久可能发生慢性炎症；保证充足睡眠，对于长期睡眠不足的人，血液中大量乳酸积聚刺激声带，容易引起喉肌疲劳、声带充血、嗓音功能减弱，使声音失去光泽，出现声音嘶哑等症状。

（二）饮食

应注意合理膳食，摄入食物多样化，每餐基本做到荤素菜及粗细粮搭配，保证有足够的蛋白质、脂肪、糖类、维生素及无机盐等物质的均衡摄入，以满足机体的需要，达到营养素之间的平衡。

少吃过冷或过热食物。食物过热易引起咽喉黏膜充血，影响发音和共鸣。食物过冷可使咽喉部肌肉产生不正常的收缩和血管痉挛，使静脉血回流障碍，引起黏膜损伤，影响喉肌和声带的正常功能。所以用嗓以后尽量避免喝冷饮，过冷的食物和过凉的水尽量避免。

（三）情绪

个体的情绪状态也是影响嗓音障碍相关疾病的重要因素，与发声的生理病理密切相关。情绪激动时，用嗓易兴奋，容易引起全身肌肉紧张，喉部肌肉也随之紧张，“暴怒失音”即说明这一点。发脾气、生闷气、焦虑、抑郁等会使大脑皮质功能紊乱，进而引起嗓音的变化。

（四）发声方式及方法

纠正各种不正确的用嗓方式和发声方法，控制用嗓时间，避免超负荷滥用嗓音。

用嗓不当包括用嗓过度和用嗓习惯不良，如讲话声音过高、时间过长。有些职业用嗓者为获得较好的讲话效果而发声较响，易使声带损伤。用嗓习惯不良包括用声过度和滥用嗓音等。用声过度是指超过个人能力、音量过大、发声时间过长而引起的嗓音不适或疲劳；滥用嗓音是指用嗓无节制，大喊乱叫，不讲究轻重缓急，说起话来滔滔不绝。发声器官中的声带组织很薄，发声时振动频率很高，若过度用声，就会使声带处于超量、大幅度、长时间的紧张运动，从而出现声带黏膜充血、水肿甚至黏膜下出血，引起发声功能失调性声门闭合不良，在声音方面出现不同程度的嘶哑，甚至失声。职业用嗓者若每日用嗓时长大于4h，不注意合理用嗓，又长期得不到休息和调整，极易发生嗓音障碍相关疾病。

同样，各种不正确的发声方法，也易产生声带疲劳或损伤。如缺乏呼吸系统锻炼，不会靠控制胸腹肌肉来调节呼出气流，造成声音响度不高，穿透力不强；或常用硬起声发音，致使发声失调，损害声带。此外，讲话不注意呼吸支持、不会借助气息协调声带的运动、没有合理运用共鸣等，致使声音轻暗、没有光泽和穿透力。例如，教师面对宽阔的教室、众多学生，为使自己的声音传遍教室的每个角落，只能习惯性地用挤、压、卡、撑等发出喉音过重的声音，使气息、声带、共鸣得不到正常的工作，造成发声器官工作失调，产生声音障碍。

改进发声方法，主要从以下几个方面进行调整：①运用胸腹式联合呼吸。平躺在床上，腹部压上一叠书，吸足一口气后，开始从1数至100。开始数时可少些，逐渐增加。一手置胸前，另一手置腹前，保持腹部的扩张状态，直至气息完全用尽。慢慢可改成坐着或站着练习，步骤同上；吐气时发出"嘶"的声音，重复练习或吐气时数数，用"做气息操""气息数数"等形式，练习"缓呼缓吸""急吸缓呼""急吸急呼"等呼吸方法。循序渐进，逐步加长练习时间，保证每日坚持练习8～10min。②张口说话时要放松舌体、下颌及颈、肩部肌肉，硬腭与软腭同时抬起，喉结下降于合适部位并保持相对稳定。③经常用自感舒适的中等音高及正常音强说话。

（五）药物

不要滥用抗菌药、激素类药和抗组胺药，以免造成咽喉黏膜的慢性充血。其次，应尽量避免使用强镇静类药物，如苯海拉明等；避免使用易造成口腔干燥的药物，如阿托品、地西泮、艾司唑仑等。如果因病情需要使用该类药物时也应尽量减少或避免发声时大声喊叫、高声唱歌等活动。

自　测　题

A1型题

1. 属于行为性嗓音障碍的嗓音疾病是（　　）
   A. 声带小结　B. 喉蹼
   C. 腭裂　D. 鼻孔闭锁
   E. 声带白斑
2. 属于器质性嗓音障碍的是（　　）
   A. 声带小结　B. 声带水肿
   C. 声带沟　D. 声带肉芽肿
   E. 声带息肉
3. GRBAS分级法使用的方法正确的是（　　）
   A. 3级为正常　B. 2级为轻度异常
   C. 1级为中度异常　D. 3级为重度异常
   E. 2级为重度异常
4. 动态喉镜及电子动态喉镜在临床应用中对喉疾病的诊断价值无疑是非常重要的，其特点是（　　）
   A. 可以间接观察声带及喉的形态、运动、关闭等
   B. 无法评估声带黏膜紧张度、区别功能性及病理性疾病
   C. 观察声带的振动模式、区分囊肿和结节
   D. 不好判定黏膜新生物时组织的一致性和厚度，包括结节、白斑和癌，区别癌性病变的浸润程度
   E. 无法观察声带的振动模式、区分囊肿和结节
5. 嗓音障碍矫治的局部放松不包括（　　）
   A. 肩部放松　B. 颈部放松
   C. 下颌放松　D. 唇部放松
   E. 颊肌放松
6. 呼吸训练目的正确的是（　　）
   A. 诱导患者认识他人的呼吸方式
   B. 协助患者建立静息时自然的胸式呼吸状态
   C. 训练患者在腹式呼吸的基础上，急促地吸气、呼气
   D. 训练患者在腹式呼吸的呼气相发出气息声
   E. 训练患者在腹式呼吸的基础上尽量呼出肺残余气
7. 最不利于嗓音障碍恢复的起音方式是（　　）
   A. 软起音　B. 硬起音
   C. 气息起音　D. 摩擦起音
   E. 重音起音
8. 推喉头发音的训练目的在于（　　）
   A. 协助甲杓关节运动
   B. 促进声门开放发音
   C. 形成不良发音习惯
   D. 功能性发音障碍患者具有一定的心理暗示作用
   E. 增强颈前肌肌力
9. 发音训练包括以下（　　）
   A. 咀嚼法　B. 唇颤音
   C. 增强鼻腔共鸣　D. 打开胸腔训练
   E. 鼓腮活动

（吴　辉）

实训指导

实训1　Schuell刺激法

【实训目的】

1. 掌握Schuell刺激法的原理、程序设定及注意事项。

2. 熟悉Schuell刺激法训练课题的选择。

【实训准备】

1. 环境　模拟语言治疗室。要求：避免噪声、避免人员出入干扰、安排高度适当的桌子及座椅、考虑室内通风照明等条件。

2. 物品　录音机及录音带、发音口型矫正镜、节拍器、训练图片及实物、交流板、纸笔、棉签或压舌板等。单词图片及字词卡片各200张、动作画卡片50张、情景画卡片10张、文字卡片、常用食物、各类报刊书籍等若干。

3. 参加人员及分组　按3～5人一组，实训前熟悉病例失语症评估结果、实训原理与方法设计实训方案等。带教老师准备失语症病例3～5名，每组分配1名。

【适应证】

各种类型及不同程度的失语症患者。

【实训方法与步骤】

1. 病史资料的收集　查阅病历或询问患者及其家人，熟悉患者利手、文化程度、母语及第二语言、失语症评估结果等。

2. 判断语言训练的时机与不适合语言训练的情况。

3. 制订康复治疗目标　根据患者失语症严重程度（BDAE分级），评估预后及确定长期康复目标；将达到长期目标的过程分成若干阶段逐次设定短期目标。

长期目标的设定如下。①轻度：改善语言和心理障碍，适应职业需求，最终达到恢复职业的目标；②中度：发挥残存语言能力及改善功能，适应社区内交流需求，最终达到日常生活自理的目标；③重度：尽可能发挥残存语言能力，减轻家庭介助，达到回归家庭的目标。

短期目标的设定：根据失语症的不同类型、不同程度，选择各种语言形式的训练课题，设定可能达到的水平及预测所需的时间。以音韵、词汇、句法、会话、语言（听说）、文字（读写）作为逐步提高的训练阶段，语言能力训练一段时间（24周或以上）后，根据患者语言能力的改善情况逐步提高训练阶段。

4. 训练课题的选择　可根据失语症类型、语言模式及失语症程度选择训练课题。

根据失语症类型选择训练课题：例如，表达性失语以构音训练及文字表达为训练重点；感觉性失语以听理解、会话、复述为训练重点；传导性失语以听写、复述为训练重点；命名性失语以口语命令、文字称呼为训练重点；经皮层感觉性失语以听理解（以感觉性失语训练课题为基础）为训练重点；经皮层运动性失语以表达性失语训练课题为基础。

根据语言模式及失语症程度选择训练课题：轻度失语症患者以直接改善其语言功能为目标，重度者以活化残存功能为目标。

5. 训练课题的实施　以某表达性失语症患者为例。患者，男，36岁，右利手。左额叶肿瘤术后4周，神志清醒，言语理解可，言语表达以关键词表达为主，能与他人进行少量简单交流。右上肢肌力Ⅰ级，右下肢肌力Ⅲ级，坐位平衡Ⅲ级，少量辅助下能行走。标准汉语失语症评估结果：听理解：名词、动词正确率均达70%，句子正确率30%，执行口头指令正确率0%；复述：名词正确率20%、动词正确率30%；说：名词正确率20%、动词正确率达10%；列名0%；出声读：名词正确率30%、动词正确率达40%；阅读：名词正确率80%、动词正确率达80%、句子正确率60%、执行文字指令30%；书写检查暂不能配合完成。训练课题及实施方案如下。

（1）听理解训练：利用图片及计算机辅助技术进行听动词/名词指图训练（4选1开始），如请指出“踢足球”；听是否判断训练，如“老王驾驶公共汽车，老王的职业是司机，对吗？”；句子水平听指图训练（4选1开始）；如请指出“男孩过马路”；听指令训练（简单指令开始），如“请摸一下鼻子。”患者不反应，可重复一遍，或手势提示。回答正确则及时予以正反馈加强。

（2）复述训练：结合患者日常生活、兴趣、文化背景复述日常用词、动作名称等，如复述“楼房、学校、体育馆、计算机、汽车、打篮球、踢足球、骑车”等。

（3）表达训练：利用图片或计算机辅助系统进行患者熟悉的物品、动作表达训练，如出示“教师、学生、讲台、课本、学习、改作业、打篮球”等图片让患者进行表达，必要时可予语音等提示。

（4）多途径语言刺激：如在听理解训练的同时，利用计算机辅助系统同时予以文字等信息刺激，使患者通过阅读理解辅助完成听理解训练任务；或利用实物，通过触摸等方式对进行提示。在复述及表达训练时，可同时显示文字信息，通过视觉刺激引出反应。

【注意事项】

1. 遵循由易到难、循序渐进的原则，根据语言评价结果，选择恰当的训练材料和难度。

2. 通常采用听觉刺激为主的刺激模式。

3. 结合患者具体情况选择刺激强度。

4. 刺激材料应结合患者日常交流需求及兴趣。

5. 根据患者的障碍程度及运动控制情况选择提示时机与数量。

6. 治疗过程中对患者的反应及时进行记录与评定，连续3次正答率在80%以上方可进入下一项训练任务。

7. 训练过程中尽量避免负反馈。

8. 使患者家属充分了解其障碍情况和训练内容，取得家属的配合，使得治疗内容可在日常生活中得到练习。

【实训小结】

各实训小组分别总结实训内容，提出实训过程中所遇到的问题，由带教老师适时解答。课后提交实训报告，并作为平时成绩参考。

实训2　运动性构音障碍的评定

【实训目的】

1. 掌握运动性构音障碍的评定方法。

2. 熟悉运动性构音障碍的记录方式。

3. 学会运动性构音障碍评定的注意事项。

【实训准备】

1. 物品　压舌板、手电筒、长棉棒、指套、秒表、叩诊锤、鼻息镜。单词检查用图卡50张、消毒纱布、吸管、纸巾，录音设备等。

2. 环境　环境安静，无噪声，避免听觉干扰；治疗室内照明、温度适宜，通风好；减少室内人员走动，避免视觉干扰。

3. 参加人员及分组　2名学生为一组，一名学生模拟患者，另一名学生扮演治疗师，然后互换角色。教师巡回指导。

【实训方法与步骤】

1. 构音器官的评定

（1）呼吸检查：记录患者呼吸的模式、次数、快吸气慢呼气时长。

（2）喉功能检查：记录患者的音质、音调、音量及时长。

（3）面部检查：观察患者静止时面部两侧对称情况。

（4）口部肌肉检查：患者嘴唇的缩拢、咂唇、呲牙及抗阻动作。

（5）硬腭检查：硬腭色泽、质地及形态情况。

（6）腭咽检查：肌肉的活动及鼻漏气或口漏气现象。

（7）舌的检查：外伸、灵活度、舔唇左右侧。

（8）下颌（咀嚼肌）检查：下颌的运动情况。

（9）反射检查：角膜反射、下颌反射、眼轮匝肌反射、呕吐反射、缩舌反射、口轮匝肌反射。

2. 构音检查

（1）会话检查：观察患者是否可以发声、讲话，音量、音调变化是否清晰，有无气息声、粗糙声、鼻音化、震颤等。

（2）单词表检查：准备单词检查用图卡50张，患者根据图片的意思命名，不能自述采用复述引出。

（3）音节复述检查：患者复述音节，确定发音机制。

（4）文章水平检查：选用一首儿歌，患者朗读，观察患者的音调、音量、韵律、呼吸运用。

（5）构音类型运动检查：患者模仿治疗师构音类似运动。

【注意事项】

1. 向患者说明构音障碍评定的目的和要求，取得其理解和配合。

2. 评定前尽量使患者放松，消除患者紧张的心理。

3. 评定前了解患者发病前后的生活能力、行为、言语等方面的情况，有明显痴呆患者慎用此检查。

4. 对家属进行针对性指导，以促进运动性构音的评价效果。

【实训结果】

1.能较熟练掌握运动性构音障碍的评定方法。

2.能灵活应用运动性构音障碍的评价记录方式。

3.能正确依照运动性构音障碍的评价结果进行下一步训练方案制订。

实训3　语言发育迟缓的治疗

【实训目的】

1. 掌握语言发育迟缓患儿康复治疗目标、原则和方法。

2.熟悉语言发育迟缓不同训练方法的临床应用。

【实训准备】

1. 物品　各类实物、图卡、字卡、词卡等，可参照S-S法检查用具。

2. 环境　宽敞、安全，充满儿童所喜爱的气氛；安静，无噪声，避免听觉干扰；治疗室内照明、温度适宜，通风好；减少室内人员走动，避免视觉干扰。

3. 参加人员及分组　一对一评定，即2名学生为一组，一名学生模拟患者，另一名学生扮演治疗师，然后互换角色。教师巡回指导。

【实训方法与步骤】

1. 事物及事物状态理解训练

（1）注意力的训练：治疗师与患儿面对面，拿着颜色鲜艳的卡片（或带发声的玩具）在患儿面前晃动，当患儿注意到卡片（玩具）时，再将其上下、左右缓慢移动并使患儿追视卡片（玩具）。

（2）对事物持续记忆的训练：将儿童正在玩的玩具放在毛巾下或箱子中，然后问患儿“哪去了”，鼓励患儿寻找。训练时，最初可仅藏起玩具的一部分，另一部分仍在视野内，由易到难进行引导和训练。

（3）促进视线接触的游戏：与患儿玩举高高、躲猫猫、逗笑等游戏，过程中不要持续与孩子玩，而是等待孩子有再次游戏的要求时再玩，同时要与孩子有眼神交流。

（4）事物的操作：给患儿积木、套圈、鼓等玩具，帮助患儿做搭积木、套圈、击鼓等动作，能正确操作后鼓励患儿独立完成。

2. 事物基本概念的理解训练

（1）事物基础概念的学习训练：治疗师将电话放在耳边做打电话的动作，同时说“喂，宝宝”，鼓励患儿拿起电话模仿动作。

（2）多种事物的辨别学习训练

1）以形式特性为基础的操作课题：将不同颜色或大小的球给患儿，要求其按照颜色或大小进行分组。

2）以功能特性为基础的操作课题：匹配训练时，训练者出示一黄一红两张卡片，要求患儿将其手中的一张红色卡片与训练者的红色卡片相匹配。选择训练时，给儿童鞋子、帽子和杯子，训练者做喝水的动作，要求患儿在3个事物中选出相关的1个（杯子）。

3.手势符号训练

（1）状况依存的手势符号训练：令患儿进行手势模仿，如伸出手来表示“要”，把手重叠在一起拍一拍表示“给我”，分别时伸出手挥一挥表示“再见”，将两手放在胸前上下摆动表示“谢谢”，张开两手表示要“抱抱”等。上述动作在日常生活场面及训练时的游戏场面进行，并逐渐引导患儿进入到自发产生的阶段。

（2）表示事物的手势符号训练：用手拍头表示“帽子”，用手指在外面做刷牙状表示“牙刷”，拍拍脚表示“鞋”等。开始可利用玩具娃娃进行，在患儿画前放置作为选择项目能穿戴在玩具娃娃身上的3种事物，如帽子、手套、鞋，训练者拍打娃娃的头部或拍打训练者自己的头，然后说“帽帽”，促使患儿选择帽子，此时些须充分让患儿注意手势符号的存在。然后逐渐拿开玩具娃娃，让患儿单纯用手势符号进行选择。

（3）表示动作的手势符号训练：在患儿要睡觉时，把手合并在一起放在脸一边做睡觉状，表示“睡觉”，在患儿要喝水时将手握成杯状放在嘴边，表示“喝水”；在患儿吃饭前，将两手放在一起搓搓，表示“洗手”。训练者在给予手势符号的同时给予言语刺激，并让患儿模仿手势符号。

（4）利用手势符号进行短句训练：患儿学习“吃苹果”，训练者拿着吃苹果的图片，先做“吃”的动作，再做“苹果”的手势，让患儿模仿，将短句顺序固定。

4. 词句及句子主要成分理解训练

（1）扩大词汇量的训练

1）名词的学习：先选用不同范畴的词汇，如将动物图片“狗”“猫”和水果图片“苹果”“香蕉”放在一起，让儿童进行分类学习。然后再选用同范畴的词汇，如“小汽车”“公交车”“自行车”等图片放在一起，让患儿分类学习。

2）动词的学习：训练程序为操作的模仿→手势符号的理解→言语符号的理解→语符号的表达→自发表达。

学习动词“喝”：①患儿喝水时，训练者在旁边做手势符号的同时说成人语“喝”，让患儿模仿手势和诱导言语表达；②训练者做“喝”的手势，患儿将面前的水杯端起喝水；③训练者发出成人语“喝”，训练患儿用手势表达；④训练者做“喝”的手势，并询问“我在做什么呀？”，鼓励患儿用言语表达；⑤反复训练，鼓励患儿在日常生活中用言语来表达要求。

形容词学习：训练程序为分类→语言符号的理解→言语符号的表达→自发表达。

学习词汇“红色”“绿色”：①在儿童面前放红色和绿色的卡片数张，让患儿分类，患儿每拿起一张卡片，训练者用成人语说卡片的颜色，让患儿模仿发音；②训练者说卡片的颜色，让患儿选择并模仿发音；③训练者指着卡片问“这是什么颜色？”，要求患儿用言语表达；④反复训练，鼓励患儿在日常生活中用言语表达来形容事物。

（2）语句训练

1）名词句的学习：①选用不同大小的鞋和帽子图片数张，在患儿面前放同一事物不同大小的两张图片，训练者问“哪个是大的？”“哪个是小的？”，让患儿选择，同样方法确定患儿理解事物的名称；②并列摆放不同大小的鞋和帽子图片4张，让患儿选择相同事物的图片；③用“大的帽子”“小的鞋子”等言语刺激让患儿选择相应的图片。

2）两词句的学习：主语+谓语，具体训练与名词词句基本相同，最后训练者与患儿交换位置，由患儿说出“妈妈吃”“弟弟吃”“妈妈洗”“弟弟洗”，训练者选择相应的图片。

3）三词句的学习：主语+谓语+宾语，训练方法基本与上述相似。注意图片放置顺序，如妈妈吃香蕉、妈妈切香蕉、妈妈吃苹果、妈妈切苹果，弟弟吃香蕉、弟弟切香蕉、弟弟吃苹果、弟弟切苹果。

5. 语法训练

（1）主动语态：学习句子“宝宝吃苹果”。①在患儿面前放一张“宝宝吃苹果”的图片；②训练者将小图按“宝宝”+“嘴巴”+“苹果”的顺序从左到右排列，并让患儿注意主语的位置，然后让患儿练习排列顺序；③患儿说出句子。

（2）被动语态：学习句子“老鼠被猫追”。①在患儿面前摆放一张表示“老鼠被猫追”的图片，让患儿注意图片中动作的发出者，并给患儿描述出句子成分组成，训练初期可提示“老鼠在前面跑，猫在后面追，老鼠被猫追”；②训练者将“老鼠”和“猫”的图片按“猫”+“老鼠”的顺序从左到右排列，并让患儿注意主语的位置，然后让患儿练习排列顺序；③促使患儿说出句子。

【注意事项】

1. 训练场所基本同评定时的要求。

2. 训练频率根据患儿的语言发育阶段水平和训练计划、训练场所的状况决定。一般来说，训练次数多、时间长、项目少的训练效果大。时间一般安排上午，每次以30～45min为宜，每次课题设定以2～3个为宜。

3. 训练选材应丰富多样，颜色鲜艳，趣味性强，有助于患儿的配合。

4. 训练中要对患儿正确的反应予以鼓励强化，避免直接否定患儿的错误反应。

【实训结果】

1. 学生能为语言发育迟缓患儿设定合理的康复治疗目标。

2. 学生能灵活应用语言发育迟缓患儿康复治疗的主要原则。

3. 学生能规范开展儿童语言发育迟缓康复治疗操作。

（张　丽）

参考文献

陈卓铭，2018. 语言治疗学. 第3版. 北京：人民卫生出版社
李林，2018. 人体发育学. 第3版. 北京：人民卫生出版社
李晓捷，2018. 儿童康复学. 第2版. 北京：人民卫生出版社
田莉，2020. 言语治疗技术. 第3版. 北京：人民卫生出版社
万萍，2019. 言语治疗学. 北京：人民卫生出版社
王左生，马金，2020. 言语治疗技术. 第3版. 北京：人民卫生出版社
张海霞，2019. 言语治疗技术. 北京：中国医药科技出版社
张庆苏，2019. 语言治疗学实训指导. 第2版. 北京：人民卫生出版社

自测题参考答案

第1章

1. D　2. B　3. A　4. C　5. C　6. D　7. E

第2章

1. D　2. B　3. C　4. C　5. D　6. E　7. B

第3章

1. A　2. C　3. D　4. A　5. B　6. E　7. E　8. A　9. D　10. B　11. E　12. D　13. A　14. A　15. B　16. A　17. A　18. B　19. C

第4章

1. B　2. C　3. C　4. D　5. E

第5章

1. B　2. A　3. B　4. C　5. B　6. A　7. B　8. B　9. A　10. B　11. D　12. D　13. E　14. D　15. E　16. D　17. E　18. B

第6章

1. C　2. E　3. E　4. D　5. A　6. C　7. E　8. B

第7章

1. A　2. B　3. A　4. C　5. B　6. D　7. D

第8章

1. A　2. C　3. D　4. C　5. D　6. D　7. B　8. D　9. B